AF344177

LA FLAGELLATION

DANS LA

MEDECINE

LA

ET

DANS

L'AMOUR

LA FLAGELLATION

DANS LA MÉDECINE ET L'AMOUR

La Flagellation

DANS L'AMOUR ET DANS LA MÉDECINE

La Flagellation

dans l'Amour

et dans

la Médecine

HENRI PAUWELS

ÉDITEUR

JOINVILLE-LE-PONT (Seine)

AVANT-PROPOS

Le traité que nous publions n'est qu'une adaptation des ouvrages anciens, notamment du livre latin de Johann-Henrich Meybaum dont la première édition date de 1665, et de notes historiques étroitement liées au sujet d'observations nouvellement puisées dans des auteurs modernes, et multipliées de façon à former un volume contenant tout ce qui peut instruire le lecteur sur ce qui a été dit concernant la flagellation.

Nous avons adouci le mieux qu'il a été possible les expressions trop libres dans les citations, de manière pourtant à ne pas nuire à la clarté du sujet, dans un ouvrage dont le but est de faire connaître le mécanisme des parties auxquelles la Nature a confié le rôle de la propagation de l'espèce, et d'indiquer les remèdes nécessaires à les rendre capables de s'en acquitter, quand un vice dans les organes ou des excès ont altéré en elles cette précieuse faculté.

Nous renvoyons ceux qui nous accuseraient d'avoir voulu faire l'apologie de la flagellation, à ce qu'ont dit, dans les mêmes vues, M. de Bienville, dans son ouvrage de la *Nymphomanie*, M. de Lignac, dans son *Traité de l'Amour conjugal*, et de Lissat, dans l'*Onanisme*.

Il y a des écueils inséparables de la matière et il est difficile de les éviter, si l'on veut rendre intelligibles ce que le latin exprime avec audace ; c'est, du reste, ce qu'ont éprouvé les auteurs toutes les fois qu'il a été question de rendre en français les vers libres de Pétrone, Catulle, Tibulle, Ovide, Martial et Apulée. Il fallait donc abandonner le travail ? Non, sans doute : à côté des vers libres, on trouve des autorités puisées dans les auteurs sacrés et les pères de l'Eglise. Saint Augustin, saint Gérôme, saint Isidore, Lactance, Origène, Tertulien nous encouragent dans cette entreprise, puisqu'écrivant en langues vivantes, ils n'ont pas cru devoir se taire sur certaines scènes lubriques, parce qu'on ne peut les désigner sans mots.

Nous avons rassemblé dans ce traité tout ce qui peut servir à l'histoire de la flagellation, en commençant par un extrait de l'ouvrage de l'abbé Boileau sur cette matière ; et cette compilation nécessaire à notre travail ne laissera rien à désirer. Nous osons avancer que cet extrait, ceux de Brantôme et l'étendue des notes dont nous avons semé l'ouvrage, en vue de rendre moins arides et plus gais les documents latins, ne manqueront pas de rendre ce traité aussi intéressant que curieux.

LE LIVRE DE L'ABBÉ BOILEAU

L'ouvrage que l'abbé Boileau, chanoine de la Sainte-Chapelle, à Paris, fit paraître en 1700, avait pour titre : *Historia Flagelantium de recto et perverso Flagorum usui apud Christianos*. Ce traité de la Flagellation fut vivement critiqué et accaparé aussitôt son apparition par les libraires de Hollande et d'Angleterre où il s'en fit un grand débit. Une nouvelle édition ne tarda pas à voir le jour, celle-ci fit la joie des mousquetaires et autres jeunes gens d'agréable humeur qui le trouvèrent fort à leur gré. Les chroniques du temps disent qu'il était fort divertissant ; et nous ajoutons qu'il trouve sa place dans une bibliothèque, entre Rabelais, Bocace et les contes de La Fontaine.

Cet ouvrage mérita à son auteur le surnom de petit Flagellant, pour le désigner des autres abbés Boileau, fort connus pour leur réputation et leur mérite.

Les Jésuites attaquèrent aussi cet ouvrage, et ont extrait de ce livre ou de ceux qu'il a approuvés, diverses propositions qu'ils croyaient censurables. Notamment de celleci : « Les écrivains sacrés ont fait mention onze fois des flagellations, cinq fois principalement en parlant de Jésus-Christ, qui fut flagellé malgré lui et contre sa volonté. » Voici une autre proposition que nous ne rapporterons qu'en latin : *Necesse est cum musculi lumbares vergis aut flagellis diverberantur, spiritus vitales revelli, adéo que salaces motus ob viciniam partium genitalium et testium excitari, qui veneris imaginibus ac illecibris cerebrum mentem que facinant ac virtutem castitatis ad extremas augustias radigunt.*

Si cette proposition n'est pas fausse, il est

du moins certain qu'elle aurait beaucoup mieux
sa place dans un ouvrage de médecine que
dans celui d'un prêtre, docteur en théologie.
Mais il est vrai que plusieurs Pères Jésuites
ont avancé des choses beaucoup plus capables
de blesser les imaginations faibles et déli-
cates !

L'abbé Boileau a voulu démontrer que
l'usage de la flagellation est une superstition
qui s'est introduite chez les moines, qu'elle
tire son origine du paganisme, et qu'elle est
pernicieuse à la santé du corps et de l'âme.
Il loue l'exercice de la mortification de la chair
comme un acte saint et méritoire, lorsqu'il
est autorisé par la loi divine ou établi par
l'Eglise. Or, celui dont il s'agit n'est point
autorisé par la loi divine, il n'en est point fait
mention dans l'ancien testament. La loi de
Moïse, au contraire, défendait de donner aux
criminels plus de quarante coups de fouets,
d'où il suit qu'il ne permet pas aux prêtres,
ni à aucun particulier, de s'appliquer plus de
quarante coups de fouets, ni de se déchirer la
peau d'une manière si cruelle.

Dans l'Evangile, ni le Christ, ni les apôtres n'ont fait aucune mention de la flagellation ; par le passage de saint Paul — je mortifie ma chair — l'auteur fait voir qu'il ne favorise point la discipline que se donnent les moines. Il remarque que la flagellation involontaire est fort ancienne, puisqu'elle était en usage parmi les payens, avant la fondation de Rome. Elle était même établie par la loi, pour punir les enfants et ceux qui faisaient quelque faute qui méritât cette punition. Mais outre ces flagellants involontaires, il y en avait de volontaires et de libres. Tertullien rapporte que c'était une coutume parmi les Lacédémoniens de célébrer certaines fêtes en l'honneur de Diane, et que ce jour là, pour honorer la déesse, les jeunes gens se fouettaient eux-mêmes devant son autel et quelquefois jusqu'au sang. Environ l'an 476 de Jésus-Christ, les Juifs mirent au nombre de leurs cérémonies une espèce de flagellation volontaire, mais elle était mutuelle, et ils se flagellaient les uns les autres alternativement. Dans les premiers temps de l'Eglise, où la pénitence était dans sa plus grande faveur, l'usage de la discipline était une chose inouïe. Du temps de saint Augustin, on avait coutume de flageller les hérétiques et les criminels, mais les chrétiens ne se flagellaient point eux-mêmes.

Ceux qui ont écrit la vie austère des anciens anachorètes, ne parlent point de discipline, ni de flagellation volontaires. L'abbé Boileau répond à un passage de saint Gérome, à un autre de saint Jean Clinaque, et à un troisième de saint Cyrille d'Alexandrie, que les moines croient leur être favorables.

L'usage de se flageller soi-même ne fut introduit qu'environ l'an 1047 ou 1056 du temps de Pierre Damien et il ne fut toléré des personnes sages qu'avec beaucoup de répugnance. L'auteur rapporte divers exemples, tous propres à faire avoir en horreur et à tourner en ridicule la flagellation.

Voici une anecdote plaisante à ce sujet, tirée de Michaël de Scotus.

Un dévot accompagnait sa femme à confesse ; voyant que le confesseur la menait derrière l'autel pour la flageller, il s'écria : « Monsieur, elle est très délicate, je reçois la discipline pour elle. » Cela dit, il se mit à genoux et le confesseur fit son office ; pendant la cérémonie, la femme criait de toute sa force : « Frappez fortement, car je suis grande pécheresse ». Il y avait peut-être un motif de jalousie dans le dévouement du mari, et une petite vengeance de cette jalousie dans la femme.

Cette coutume devint fort ordinaire dans la suite, et on la pratiqua jusque dans la rue. Un cordelier, un jour, donna le fouet en plein midi, sur les fesses, à un docteur en théologie qui avait péché contre la conception immaculée de la Sainte Vierge, et les femmes criaient : « Mon père, donnez-lui en quatre coups pour chacune de nous. »

Vers l'an 1260, vint la superstition inouïe de se fouetter soi-même, et la secte des flagellants commença en Italie. Ils allaient tous nus en procession, deux à deux, se flagellant dans les rues et sur les places publiques. Cette secte n'avait point d'ailleurs de sentiments opposés à ceux de l'Eglise Romaine. Cependant Alexandre IV ne voulut pas l'autoriser,

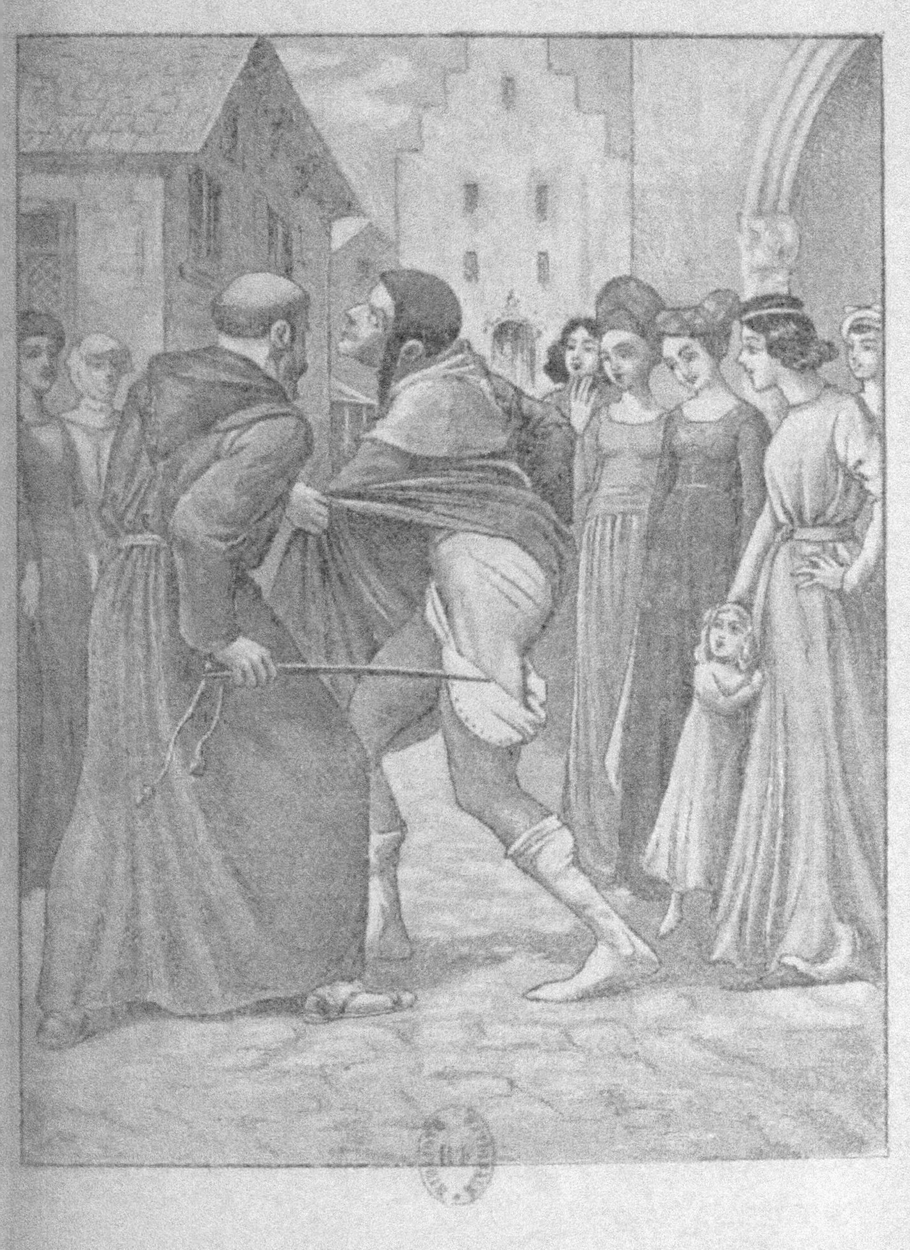

et plusieurs princes chassèrent ces flagellants de leurs États.

Ces observations suffisent pour mettre le lecteur en état de juger de l'histoire des Flagellants par l'abbé Boileau, s'il ne la connaît pas, et nous renvoyons ceux qui la connaîtraient au livre lui-même, où ils trouveront des choses curieuses et des détails plus étendus.

Il faut encore, pour augmenter les exemples qu'on pourrait citer de la flagellation volontaire, parler de saint Dominique dit l'Incuirassé. Cet ermite ne se flagellait pas seulement pour lui, mais pour expier les iniquités des autres. On croyait alors que cent ans de pénitence, pouvaient se racheter par vingt psautiers, accompagnés de coups de fouet. Trois mille coups valaient un an de pénitence, et les vingt psautiers valaient trois cent mille coups, à raison de mille coups par dizaines de psaumes. Dominique accomplissait cette pénitence de cent ans en six jours. Il acquittait ainsi les péchés du peuple ; mais cette flagellation continuelle rendit sa peau aussi noire que celle d'un nègre.

L'usage de ces sortes de pénitences occasionna l'abolissement de celles dites canoniques. Le principal avantage de celle-ci était de détruire les mauvaises habitudes en faisant pratiquer longtemps les vertus contraires, et non pas en faisant flageller un ermite qui n'était pas coupable. En effet, a dit un auteur, le péché n'est pas comme une dette pécuniaire que tout autre peut payer à la décharge du débiteur, en quelque monnaie que ce soit ; c'est une maladie dangereuse qu'il faut guérir dans la personne même du malade.

Nous serions tenté de croire que les flagellants animés, d'abord, d'un saint zèle et du désir de se mortifier, ont employé la fustigation dans le but de mater leur chair et de faire pénitence, mais dupes peut être de ce même zèle et la nature ne perdant jamais ses droits, ils ont continué, avec une espèce de fureur, cette douce torture qui les dédommageait du plaisir que leur solitude leur défendait, car

enfin c'était surtout un plaisir goûté physi-
quement, même à l'insu du moral.

Brantôme, dans la graveleuse et cynique
simplicité de son style (1), dit qu'il a ouï parler
d'une grande dame de par le monde, qui ne se
contentant de lascivité naturelle, car elle était
grande putain et était mariée et veuve, aussi
était-elle très belle ; pour la provoquer et
exciter davantage, elle faisait dépouiller ses
dames et filles, je dis les plus belles, et se dé-
lectait fort à les voir, et puis elle les battait
du plat de sa main sur les fesses avec de
grandes claquades et *blameuses* assez rudes,
et les filles qui avaient délinqué en quelque
chose, avec de bonnes verges, et alors son
contentement était de les voir remuer et faire
des *tordions* de leurs corps et fesses, lesquels,
selon les coups qu'elles recevaient, en mon-
traient de bien étranges et plaisants. Autre
fois sans les dépouiller, les faisait trousser en
robes, car elles ne portaient point de caleçons
et les claquetait et les fouettait sur les fesses,

(1) *Dames galantes.*

selon le sujet qu'elles lui donnaient, ou pour les faire rire ou pleurer, etc.

Plus loin il raconte qu'un certain grand prenait aussi plaisir à voir sa femme nue ou habillée, et la fouetter de claquades, et à la voir manier de son corps. « Qu'une fort honnête « dame, étant fille, était fouettée par sa mère « quatre fois tous les deux jours, non pour « avoir forfait, mais parce que sa mère prenait « plaisir à la voir remuer ainsi les fesses et le « corps ; pour autant en prendre d'appétit « ailleurs, et tant plus elle alla sur l'âge de « 14 ans, elle persista et s'y acharna de telle « façon, qu'à mesure qu'elle l'accostoit, elle la « contemplait encore plus ». Il dit encore : — qu'un très grand seigneur de Paris, il y a plus de quatre-vingt ans, avant d'aller habiter avec sa femme, se faisait fouetter, ne pouvant s'émouvoir ni relever sa nature baissante, sans ce sot remède. Je désirais volontiers, dit Brantôme, qu'un médecin excellent m'en dise la raison.

Voilà de terribles humeurs de personnes, ajoute naïvement Brantôme en parlant de l'homme cité par Pic de la Mirandole et dont nous rapportons l'exemple dans cet ouvrage.

On sait que de tous temps les prêtres ont fait servir la religion à leurs plaisirs, ont su couvrir de ce masque redoutable les excès honteux où les portait un tempérament fougueux, qu'allumait encore la macération qui tendait à les rendre plus lubriques, l'oisiveté, la tranquillité des cloîtres, la confiance aveugle qu'ils avaient inspirés à leurs sots pénitents ; mais notre but n'est pas de retracer ici l'effrayant tableau des crimes du clergé, nous ne parlerons que de la flagellation dans tous ses aspects.

LA FLAGELLATION
DANS LA MÉDECINE ET DANS LES
PLAISIRS DE L'AMOUR

LA FLAGELLATION DANS LA MÉDECINE ET DANS

LES PLAISIRS DE L'AMOUR

La Flagellation ne paraissait pas autrefois aussi extraordinaire qu'on le croirait, car elle servait quelquefois à la guérison de certaines maladies, ce qui semblera singulier. Nous allons voir ce qu'en pensaient les anciens médecins.

Titus, disciple d'Asclépiade qui vivait sous le règne d'Auguste, prétend que les maniaques doivent êtres fouettés pour leur rendre le bon sens (1).

Cœlius Amélianus (2) dit que les personnes attaquées de la mélancolie érotique, ou qui

(1) Titus. *De l'âme*, liv. II.
(2) Cœlius Amelianus. *Des passions lentes*, liv. I, ch. V.

sont dans le délire, doivent être fouettées, quand les autres moyens n'ont pas réussi, et que dans plusieurs individus, cette opération a guéri l'aliénation d'esprit.

Rhazès (1), d'après un célèbre médecin juif, dont il invoque le témoignage, ordonne de lier la personne attaquée de la manie érotique et de la frapper à grands coups de poing ou de verges, si les autres remèdes ont été infructueux, et d'administrer ce topique à plusieurs reprises, si le bien ne s'opère pas dès la première fois ; une seule hirondelle, pour nous servir de ses termes, ne faisait pas le printemps.

Antoine Gaignier (2) pense comme Rhazès. Valescus de Tarente s'exprime ainsi (3) : Si le malade est jeune, il faut le frapper sur les fesses à grands coups de verges, et si l'érection ne se fait pas, l'enfermer dans un cul de basse fosse, l'y tenir au pain et à l'eau, jusqu'à ce

(1) Rhazès. *De la Continence*, liv. 1, ch. IV.
(2) Gaignier. *Pract. Tract.*, c. 109.
(3) Valescus. *Philonium*, liv. 1, ch. XI.

qu'il demande pardon de son invergence, et lui faire observer un régime rigoureux !

Sénéque (1) dit que la flagellation dissipe la fièvre quarte, parce que le mouvement réchauffe et divise l'humeur âcre, épaisse et noire, qui était stagnante dans les viscères.

Jérôme Mercurialis (2) nous apprend que plusieurs médecins ont ordonné la flagellation à des personnes maigres pour les engraisser et leur donner de l'embonpoint.

Galien citant à ce sujet les stratagèmes des marchands d'esclaves qui se servaient de ce moyen pour les faire paraître plus brillants de fraîcheur et d'embonpoint, ne laisse aucun doute sur l'efficacité de ce remède. Il est certain qu'il fait gonfler la chair, disent les traducteurs du célèbre médecin ; personne n'ignore que la flagellation avec des orties vertes a le plus grand succès pour raffermir les membres et rappeler la chaleur et le sang dans les parties qui en sont privées.

(1) Sénéque. *Les Bienfaits*, liv. VI, ch. VIII.
(2) Mercurialis. *De arte gymnastica*, liv. IV, ch. XI.

« Enothée, prêtresse de Priape, lui ayant promis de la lui rendre aussi dure que de la corne, mêle du cresson alénois avec de l'avrône, en forme un onguent qu'elle applique sur ses testicules, et armant ses mains d'une poignée d'orties vertes, l'en frappe légèrement au-dessous du nombril, sur les reins et sur les fesses. »

Mais pour revenir à la grande et véritable flagellation, écoutons ce que raconte à ce sujet Jean Pic de la Mirandole (1).

« Je connais et il existe encore un homme dont le tempérament amoureux et les excès n'ont peut-être jamais eu d'exemple. Il ne peut caresser une femme, malgré la violence de ses désirs, s'il n'est auparavant fustigé. En vain sa raison lui fait regarder comme un crime ce raffinement de volupté ; sa fureur pour ce cruel plaisir est telle qu'il encourage lui-même et accuse de mollesse et de lacheté celui qui le fouette, lorsque la fatigue ou la pitié lui

(1) Pic de la Mirandole. *Contre les astrologues*, liv. III ch. XXVII.

font ralentir ses efforts. Le patient n'est au comble de ses plaisirs qu'en voyant ruisseler le sang dont une grêle affreuse de coups a couvert les membres innocents du libertin le plus effréné. Ce malheureux réclame souvent pour ce service, avec les plus instantes supplications, la main de la jeune avilie dont il veut jouir, lui donne lui-même les verges qu'il a fait tremper dès la veille, dans le vinaigre, et lui demande à genoux la faveur insigne d'être ainsi châtié. Plus elle frappe avec violence, plus elle acquiert le droit à son amour et à sa reconnaissance, en lui rendant des feux qu'il n'avait plus, jusqu'à ce que la dernière période de la souffrance et l'épuisement total de ses forces lui fassent goûter la plénitude de la volupté en égale portion. Trouvez un seul homme pour qui le comble de la douleur, et cette espèce de torture doivent être celui du plaisir, et si d'ailleurs il n'est pas entièrement corrompu, lorsque de sang-froid il connaîtra sa maladie, il rougira de ses excès et les détestera.

D'après Cœlius, la même observation est

rapportée d'André Tiraqueau (1) : « Des
personnes dignes de foi, dit-il, assureront
avoir connu, il y a quelques années, un homme
qui, par un contraste bien étonnant et qu'on
aura peine à croire, joignant au physique le
plus froid et le plus inhabile aux plaisirs de
Vénus, l'imagination la plus érotique et le
génie le plus ardent. Il n'avait l'aptitude, de
force et de chaleur pour la lutte amoureuse,
qu'à proportion de coups de verges qu'il avait
reçus, et vous n'eussiez pu savoir lequel lui
causait le plus de volupté ou de la volupté
elle-même, ou de la douleur qui en était la
source et l'agent ; à moins que la juste proportion de la seconde ne le conduisit à la perfection des délices de la première. Il s'abais-
sait jusqu'aux prières pour être frappé de
verges qu'il avait fait durcir, depuis la veille,
dans le vinaigre. La rage qu'allumaient en
lui les désirs, le portait à accabler de reproches
et d'injures, celui qu'il avait chargé de cet
office, dès qu'il frappait trop mollement ; et

(1) Cœlius. *Traité des lois du mariage*, art. V.

lui faisait regarder comme imparfaite, infruc-
tueuse et nulle, toute séance qui n'était pas
terminée par une effusion de sang. Cet homme
est, je crois, le seul qui également avide de
plaisir et de souffrance, ne savourait l'un qu'au
moyen de l'autre, et pour qui les plaies, les
déchirements et l'effusion du sang, fussent
le prélude et le complément des titillations
et de la jouissance. »

Othon Brunsfeld, médecin célèbre (1), rapporte l'anecdote suivante : Dans son temps,
vivait à Munich, résidence des ducs de Ba-
vière, un homme qui ne pouvait s'acquitter
avec sa femme du devoir conjugal, s'il n'était
auparavant fouetté à toute outrance. Un fait
qui se passait du temps de Maybom, à Lubeck même, et rapporté par celui-ci, est particulièrement curieux :

Un citoyen de cette ville, marchand de
beurre et de fromage, demeurant sur la place
des Moulins, fut, entr'autres crimes dont on
le chargeait, accusé d'adultère, dénoncé aux

____

(1) Onomastic. medic.

magistrats et le procès fait, condamné au bannissement. Une fille de joie avec laquelle cet homme avait depuis longtemps un commerce de libertinage, traduite devant les sénateurs chargés de la justice criminelle, et qu'on nomme *die Guerichts herren*, avoua qu'il n'avait jamais été habile à consommer l'acte de la génération, sans être auparavant fouetté, et qu'après une première course, il lui était impossible d'aller plus loin, si elle ne réitérait l'opération douloureuse et salutaire, en doublant la dose. Le coupable nia d'abord le fait, mais pressé par des interrogatoires fréquents et sévères, il fut contraint à tout avouer.

Des juges d'Amsterdam racontaient au même auteur qu'une des personnes occupant une des plus hautes positions de la ville, fut accusé d'avoir une liaison de débauche avec une fille que pourtant il ne pouvait exploiter, sans avoir été préalablement excité par une ample flagellation. L'affaire ayant été portée devant les tribunaux, la perte de sa position fut le châtiment de sa lubricité, et longtemps

après son aventure il était encore la fable de
la ville.

Pic de la Mirandole attribue le goût dépravé
de son ami à une longue habitude, et continue
ainsi son histoire :

« Lui demandant l'origine d'une passion
aussi inouïe, il me répondit qu'il la devait à
un enfant. Ce début piquant de plus en plus
ma curiosité, sur les instances réitérées que je
lui fis, pour qu'il m'en développât davantage
les causes principales et accessoires, il ajouta
qu'il avait passé ses premières années de collège avec des enfants très débauchés, parmi
lesquels le plaisir de se fouetter était très
commun et qui attachaient un certain prix
à se rendre réciproquement ce service qui pros-
tituait leur pudeur. »

Cœlius est du même avis que Pic de la Mirandole, dont il n'a fait que copier l'anecdote,
en adoptant son opinion sur les causes de cet
étrange dérèglement. « Ce qui n'est pas moins
surprenant, ajoute ce dernier, c'est que cet
homme connaissait toute la turpitude de cette
cérémonie infâme et bizarre, la détestait sin-

cèrement et la réprouvait avec toute la sévérité d'un juge inflexible ; mais la force de l'habitude l'emportait sur la raison, il se livrait à son invincible penchant dans l'instant même qu'il la condamnait. Cette habitude s'était invétérée et avait jeté des racines d'autant plus profondes, qu'elle avait été contractée dès l'âge le plus tendre, et s'était considérablement accrue par les charmes du plaisir qu'il avait trouvé à se fouetter, dans le commerce criminel de ses camarades. Exemple frappant de l'importance de l'éducation, qui montre combien elle est précieuse et combien elle décide de nos mœurs et de notre condition pour le reste de la vie.

Galien (1) a démontré avec quelle force et quelle tyrannie l'habitude maîtrise toutes nos actions en l'appelant une seconde nature.

Peut-être aussi que dans le fait mentionné par Cœlius et Pic de la Mirandole, l'habitude a pu, par succession de temps, faire beau-

1. Galien. *De l'habitude* : ch. II et III.

coup à la chose ; mais il n'en est pas de même des hommes de Munich et de Lubeck.
« Pourquoi, dit Companella, l'ami de Pic de
la Mirandole est-il le seul des compagnons de
ses premières fredaines, qui en ait conservé le
souvenir et la dangereuse habitude ? Pourquoi
ceux-ci n'ont-ils pas la même ardeur que lui
pour la flagellation. Les effets et les vices d'une habitude quelconque sont uniformes et doivent être particuliers à chacun des individus qui l'ont adoptée. Il
n'est pas vraisemblable que ceux dont
nous avons parlé se soient ainsi prostitués
dès leur première enfance, en cherchant à se
faire une image des plaisirs qu'ils ne connais-
saient pas, au moyen de ces flagellations réci-
proques. »

L'influence de l'habitude n'étant point capable de donner à la flagellation la vertu d'exciter à l'amour, voyons enfin à lui chercher
une autre cause plus directe et plus naturelle;
il faut, pour cela, reprendre les choses de plus
haut, et remarquer premièrement que cette
flagellation ne se fait que sur le dos ; les

parties génitales de l'homme étant de nature
par leur délicatesse et leur extrème, sensibilité
à ne pouvoir endurer les coups de verges, c'est
donc ordinairement sur le dos que se fait cette
opération. Les lombes, disent les auteurs anciens, occupent la plus grande partie du dos.
Cette partie a pour base cinq vertèbres qui,
placées au-dessous de celles de la poitrine, se
prolongent et aboutissent au *sacrum*. Elles
sont couvertes en dehors de muscles qui l'en-
veloppent et forment sa partie haute nommée *psoas*, d'un muscle du même nom. Ils
soutiennent les reins de droite et de gauche,
remplissent par leur étendue l'espace des
quatre vertèbres et se joignent à la veine cave
de la grande artère. De la veine cave et
de la grande artère, les reins reçoivent les
grands vaisseaux lombaires. Il y en a un de
chaque côté. Viennent ensuite la veine et l'artère dont les ramifications s'étendent sur toute
la substance de ces vases. A droite de la veine
cave et sous l'émulgente, la veine droite seminaire prend naissance, et l'artère seminaire
qui, partant de la grande artère, descend dans

le testicule droit. A gauche, l'artère seminaire descend du tronc de la grande artère et de la veine seminaire de la veine gauche émulgente, se rendent dans le testicule gauche.

Ces parties sont composées d'une infinité de nerfs, qui prennent leur source dans la moelle de l'épine, et par lesquels les sucs contenus dans les vertèbres sont filtrés dans les reins, dont ils pénètrent non seulement l'enveloppe, mais encore la substance. De la cavité des reins, les canaux urétères se prolongent jusqu'à la vessie à laquelle ils sont attachés. Toutes ces parties ayant la même tâche à remplir dans l'acte de la génération, on les a désignées sous la dénomination générale de *lombes* et c'est le sentiment du célèbre professeur de Vérone, le docteur Marsilio Cagnati. Les auteurs ont fait d'assez exactes recherches sur les fonctions assignées à chacune de ces parties, savoir: les os, les muscles, les reins et les vases et tous sont d'accord. Cagnati dit qu'elles concourent à élaborer la semence et à perfectionner l'ouvrage de la génération suivant les lois immuables de la nature.

Consultez l'écriture sainte, toute l'antiquité, les auteurs sacrés et profanes, tous n'ont qu'une voix sur la destination des lombes, des reins et des flancs. Plusieurs passages de l'écriture sainte nous prouvent que les lombes sont les instruments de la génération. On lit dans la genèse, chapitre XXXV, verset XI : « Des rois sortiront de vos lombes. » Dans l'épitre de saint Paul aux Hébreux, chapitre XII, verset V : « Vous êtes les enfants d'Abraham et sortis de ses lombes » et verset X : « Lévi sortit du même endroit. » Basile le Grand, dans ses commentaires sur Isaïe, chapitre XVI, dit que dans plusieurs passages de l'écriture, l'expression de lombes est employée pour désigner les membres servant à la génération.

Origène (1) commentant le verset CIX, psaume XXXVII « mes lombes sont remplies d'illusions » l'explique ainsi ; les lombes étant

(1) Origene, homélie I.

les réservoirs de la semence, le psalmite indique la nature du péché en se servant du nom de la partie qui sert à le commettre. L'expression de ceindre ses reins était passée en proverbe chez les Hébreux, pour signifier la continence et l'éloignement des voluptés charnelles. Jehovah (livre de Job) dit en y faisant allusion. « Ceins tes reins comme un homme courageux ; » c'est-à-dire, réprime la luxure en homme courageux. Isidore (1) dit qu'il faut l'interpréter ainsi : que les moyens de résister et le préservatif contre la luxure doit être appliqué aux parties dont la rébellion et la complexion brulante nous portent à ce cuivre. Salomon dit en parlant de la femme forme et chaste : « Elle a ceint ses lombes de courage (2).

Les Romains semblent avoir fait allusion à ces allégories, lorsqu'ils ont dit « être ceint, porter la ceinture », pour désigner la sagesse, la modestie et la pureté virginale, et « dé-

(1) Isidore. *Origines*, liv. XI, ch. I.
(2) Salomon. *Proverbes*.

lier » sa ceinture, peut être au contraire l'emblème de la dissolution des mœurs.

La ceinture annonce la contraction des reins, leur inaction et partant la sagesse qui reprime la rébellion et l'effervescence des lombes qui nous portent à la débauche. C'est ce qui a fait croire aux anciens que Diane, déesse de la chasteté, portait toujours une ceinture. La délice était chez eux le premier effet du mariage, et annonçait la désertion de la fleur virginale, cette jolie commission était donnée à l'époux.

Aëtius dit que les plaisirs du mariage sont funestes à ceux qui ont les reins et les lombes faibles, et nommés pour cela *Elumbes*, c'est-à-dire : *éreintés, érénés*. Eustate a fait passer ce mot en proverbe, en disant « efflanqué comme un âne de Myssie.

Elumbes, *qui sese erigere non potest*. En italien, *dilumbato* ; en espagnol, *flaco* ; en anglais, *he that bath feble loynes*. Hadrianus Junius donne le nom d'âne de Myssie aux galants éreintés.

Ce qui a fait dire à Pétrone que les person-

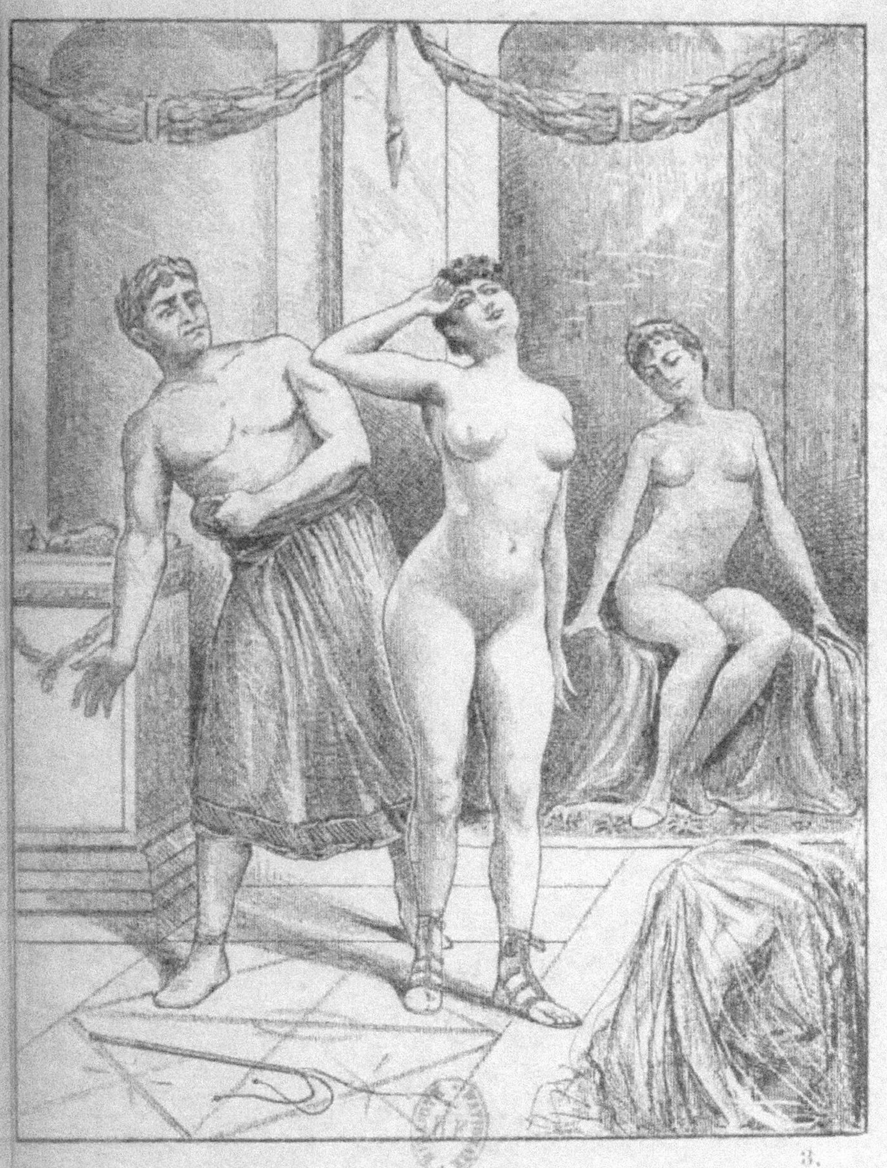

nes ruinées par leurs fréquents sacrifices à Vénus ont les reins laches, c'est-à-dire *sans ceinture*. Martial dit dans une épigramme : « Donner à ses lombes souples et lascifs un tremblement voluptueux. »

L'auteur anonyme de l'épigramme XVIII du Priapeia s'exprime ainsi :

« Quand la courtisane Télithuse agitera-t-elle voluptueusement sur toi ses reins souples et lubriques ? »

Le mot *fluctuare* peint le mouvement d'oscillation, la manière de s'agiter et de se soulever de bas en haut, comme les flots ; en grec, *rinoustai*, en latin *crisare. Indecenter flecti, curvari*, s'agiter, se plier, se courber d'une manière indécente et lubrique. C'est de là qu'on a donné le nom de *ricnoma* à une sorte de danse grecque fort lascive. Juvénal paraît faire allusion au ricnoma, lorsqu'il parle de jeunes Romaines, dont on applaudissait l'adresse à se laisser doucement aller à terre, en agitant leurs fesses avec un tremblement voluptueux.

Arnobe dit aussi : « Une troupe lubrique formait des danses dissolues, sautait en désordre et chantait, tournait en dansant et, à certaine mesure, en soulevant les cuisses et les reins, donnait à leurs fesses et à leurs lombes un mouvement de rotation qui aurait embrasé le spectateur le plus froid. »

Isidore prétend que le mot lombe, *lumbus*, vient de *libido*, désir, parce que c'est dans les lombes que réside chez les hommes la cause de leurs désirs et l'aiguillon de la volupté.

Les lombes et les reins, qui en forment la plus grande partie, ont tous les deux les mêmes fonctions, pour peu qu'on fasse attention à leur conformation.

Tertullien, dans son traité de *la Résurection de la chair*, nomme les reins les réservoirs de la semence.

Le prêtre Hésychius (1) dit que les reins sont les dispensateurs de la liqueur séminale dans le coït, et plus loin, c'est dans les reins que se forment et se conservent les fluides destinées à la génération.

(1) Hésychius. *Commentaire, sur le Lévitique.*

Saint Augustin dit que par les reins on entend les plaisirs de l'amour.

On voit dans l'exode XII, verset II qu'il était prescrit aux Israëlites qui mangeaient l'agneau pascal, de ceindre leurs reins, et tous les théologiens s'accordent à entendre par là qu'ils devaient se garder de toute action et de toute pensée charnelle.

Fulgence (1) dit que les reins sont consacrés à Vénus et ajoute que la fable de Thétis et Pelée, d'après la physiologie de Démocrite, que les païens avaient consacré chaque partie de notre corps à une divinité particulière; la tête à Jupiter, la poitrine à Neptune, les bras à Junon, les yeux à Minerve, la ceinture à Mars, les reins à Vénus, et les pieds à Mercure. C'est ainsi que les anciens mettaient la morale à la portée de tout le monde, par des emblèmes ingénieux, et sous le manteau du culte religieux.

Les Hébreux, par le mot *reins*, désignant la concupiscence, emploient deux mots qui

____

(1) Fulgence. *Mythologie*, liv. III.

signifient en français, *désirer ardemment*. Les reins étaient situés dans les lombes, vers les parties latérales de la région supérieure du bas-ventre, on les a crus nécessaires à la génération.

L'auteur des priapeia fait ainsi parler Pénélope : « Personne ne bandait mieux que mon cher Ulysse, l'arc que je vous présente, soit que ce fût l'effet de la force des reins ou celui de l'adresse. Puisque je l'ai perdu, celui que je trouverai vraiment homme, mâle, vigoureux, digne enfin de le remplacer, sera mon époux. »

Martial (1) emploie l'expression de rompre ses reins, au lieu de dire : fournir trop souvent la carrière amoureuse :

« Et tu prolonges jusqu'au jour les transports libidineux qui épuisent et rompent tes reins. »

Tibulle dans ses Iambes à Priape s'exprime ainsi :

(1) Martial. liv. XV, épigr. 105.

Dans mes vaisseaux enflés la liqueur prolifique
Trop longtemps ménagée irrite mes transports ;
Rien ne pourra calmer ma fureur érotique,
Si la tendre Vénus, secondant mes efforts,
Sur le sein d'une belle amoureuse et lubrique,
Ne veut, brisant mes reins, dégager leurs ressorts.

Ainsi donc, d'après toutes les autorités de l'antiquité et selon les témoignages des saintes écritures, il faut regarder les lombes, les parties voisines et les reins comme les instruments de la génération ; car une chose généralement reconnue et avouée des savants, ne peut être fausse. Il est donc important d'en chercher la raison avec la plus scrupuleuse attention, et d'établir, comment les coups de verges appliqués sur le dos ou sur les lombes, subtilisent, embrasent les esprits et nous rendent habiles à savourer les délices de la jouissance.

Nous ne pouvons mieux faire pour appuyer les observations faites par Meybom, sur l'utilité de la flagellation, que de citer l'abbé Chappe d'Auteroche, de l'Académie des sciences. Ce savant remarque dans son voyage qu'il fit en Sibérie que les coups de verge que l'on donne dans les bains de vapeur en Russie donnent de l'activité aux fluides et du ressort aux organes : « La flagellation, dit-il, anime les passions. »

Marsilius Cagnatus et Montuus attribuent tout aux lombes, puisqu'ils sont composés des parties ci-devant détaillées, c'est-à-dire des vertèbres, des muscles, des reins, des veines, des artères et des nerfs, en donnant néanmoins le premier rang aux veines et aux artères spermatiques qui fournissent la matière de la semence, contiennent le fluide qui commence à blanchir et à épaissir est déjà sperme ou va le devenir, et de là le transmettent aux testicules. Ce fluide étant trop abondant dans les veines et les artères, s'y trouvant gêné et cherchant à se répandre dehors, excite des picotements agréables, le prurit vénérien, des irritations, le besoin de s'en décharger et des pollutions nocturnes, surtout chez les personnes qui se couchent sur le dos, communiquent trop de chaleur aux parties génitales. Nombre d'auteurs et notamment Gaspard Hoffman, disent tous la même chose, quoiqu'ils ne s'expliquent pas de la même manière.

B. Montagnana dit, en examinant un passage d'Avicenne (1) qu'il faut remarquer pourquoi ce médecin attribue l'impuissance à la
faiblesse des reins, et après avoir dit que
la matière séminale acquérait le dernier
degré de perfection, en raison du degré de
chaleur et de forces répandues dans les testicules, il ajoute qu'elle doit nécessairement être
préparée dans les régions supérieures, dans les
parties où la digestion se fait le plus promptement comme dans le foie et les reins, et par
conséquent, ou plus éloignée ou plus rappro-
chée suivant la constitution de chaque individu.
Il conclut enfin qu'il est impossible que la véritable semence se forme et acquiert toutes les
qualités requises, si les parties où elle doit
s'élaborer, c'est-à-dire le foie et les reins, sont
vicieuses, mal organisées, et n'ont pas entre
elles un ordre et une connexion uniformes.

Némésius croit que les reins n'épanchent
dans les testicules qu'une sérosité saline qui
n'excite seulement dans ces parties que le prurit

____

(1) Avicenne. Lib. XIX. Fen. III, *c. de renibus*.

et la chaleur du désir, et remplissent ainsi leur ministère dans l'acte de la génération : « Les reins, dit-il, servent à épurer le sang et ne sont dans le coït qu'une cause irritante et secondaire. »

Philippe Salmuth ayant fait la dissection de deux hommes morts du mal vénérien, trouva que les reins du dernier étaient trois et même quatre fois plus grands que ceux des hommes ordinaires. Sennert demandait, d'après cela, dans le cas où cette opinion serait rejetée, d'où proviennent les sels volatils qui affectent l'odorat à l'approche de plusieurs animaux non châtrés et qui s'exhalent de toutes les parties de leur corps, mais dont la perception est beaucoup plus sensible dans les reins et surtout chez les adultes; ce qui ne se rencontre pas dans les individus de l'âge le plus tendre, ou qui n'ont pas encore été accouplés. Il ajoute encore que la surabondance de liqueur séminale trop longtemps retenue dans les vaisseaux nuit aux reins, que les médecins regardent comme la preuve de l'excessive chaleur de ces parties, le penchant au libertinage, les songes lascifs et les pollutions nocturnes qui en sont le résultat. Ils disent aussi que la qualité de la semence dépend de la constitution des reins. De même, une longue continence et l'éloignement des plaisirs de l'amour désignent la température glacée.

Pline (1) dit que les lames de plomb attachées sur les lombes et les reins tempèrent par leur fraîcheur le transport de la passion amoureuse et il cite, à ce sujet, l'exemple de l'orateur Licinius Calvus qui se servit avec succès de ce remède pour arrêter un flux involontaire de semence.

Galien rapporte que les athlètes ceignaient leurs reins de lames de plomb, pour empêcher les pollutions nocturnes et amortir les feux de l'amour ; il ne trouve pas de meilleur remède au priapisme qu'un emplâtre d'huile rosat, avec de l'eau froide et appliqué sur les lombes.

Théodore Priscien (3) recommande en outre

(1) Pline. Liv. 34, ch. 18.
(2) Gallien. *Meli medic.* liv. V.
(3) Priscien. *Tetrabilos*, dissert. III. Ch. 32.

des lames de plomb de rafraîchissement, et défend de se coucher sur le dos, pour ne pas augmenter le mal par l'extrême chaleur que cette position communiquait à ces parties.

Avicenne donne pour cause du défaut d'érection, la trop fréquente émission des molécules organiques et nous apprend que le seul moyen de rendre la vigueur aux organes est l'abstinence des plaisirs qui les en ont privés.

Aristote (1) dit qu'excepté l'homme, aucun des animaux n'est sujet aux flux involontaire de la semence, parce ce qu'ils ne se couchent point sur le dos. Aucun n'en excepte pourtant les chevaux de course dont les lombes et les reins échauffés par le mouvement que leur communique le cavalier, les rendent plus enclins à l'acte vénérien. Voilà l'origine de la coutume qu'observaient les dames d'Athènes pendant les Tesmophories, d'éviter les caresses de leurs époux et de coucher seules.

Ovide dit qu' « elles mettaient au nombre des choses défendues, les plaisirs de l'amour,

______

(1) Aristote. Liv. II de la Continence.

et les attachement des hommes dont elles se sevraient pendant neuf jours. »

Elles dressaient leurs lits avec des branches et des feuilles de l'Agnus cartus, ou Vitex, dont l'odeur combat les pensées amoureuses et écarte les songes lascifs. C'est pourquoi elles jonchaient leurs couches solitaires de feuilles de cet arbrisseau pour altérer la force et la chaleur du fluide séminal, rafraichir leurs reins et les parties voisines et émousser les aiguillons de l'amour.

On employait aussi, pour donner la vigueur nécessaire aux exercices de Vénus, les reins de certains animaux et principalement ceux du bouc.

Aëce recommande l'usage de la chair du Scine-Marin, ce petit lézard qui se nourrit de plantes aromatiques. On doit se servir particulièrement des reins de cet animal, comme étant très propres à opérer l'érection de la Verge. Peut-être est-ce une espèce d'analogie et une conformation semblable à ceux de l'homme qui a fait attribuer aux reins de cet animal la propriété de les aider et de les exciter à remplir l'acte vénérien. De même que l'on ordonne à ceux qui sont inhabiles à s'en acquitter, entr'autres remèdes, les frictions, les emplâtres chauds, non seulement sur les parties génitales, mais encore aux reins ; les diurétiques violents, et le soin de se coucher sur le dos, pour maintenir la région des lombes dans un degré de chaleur nécessaire pour rappeler les forces languissantes, rendre la semence prolifique et précipiter sa descente dans les testicules.

Rhazès (1) dit que toutes les fois qu'on se frottera les reins avec des médicaments chauds, le membre viril augmentera de grosseur et de fermeté et l'érection sera complète.

On peut donc reconnaître, d'après tout ceci, que les anciens médecins devaient conclure que les lombes étaient les premiers instruments de la génération et dire avec Cagnati, que les veines et les artères y portent la matière et les esprits, que le premier organe des reins est le parenchyme, ou le

____

(1). Rhazès. *Contri.*, lib. XI, ch. V.

fluide séminal commence à s'élaborer, à devenir prolifique et recevoir enfin dans les vaisseaux seminifères le degré de perfection qui lui
est nécessaire. En réalité le sperme élaboré
par les testicules est déversé dans les glandes
séminales pour y être emmagasiné en attendant qu'il soit rejeté au dehors par l'éjacu-
lation.

Meybom dit enfin que la flagellation sur le
dos et sur les lombes est du plus grand effet
pour rendre la vigueur éteinte par les excès
de la volupté et l'on ne doit pas être surpris
que des hommes débauchés et mis au rang des
bêtes, ces monstres épuisés de luxure et victimes du plus honteux désordre, aient cherché
dans l'opération douloureuse de la flagellation,
un remède à l'épuisement, à la faiblesse de
leurs reins et à la perte totale de leurs forces,
sans parler de ceux qui, moins coupables, ne
doivent ces accidents qu'à un trop violent
amour pour une femme, ou à un physique
froid, vicieux et mal organisé. La flagellation
donne aux parties relâchées et refroidies une
commotion violente, une irritation volup-

tueuse qui les embrase et se communique à tout le système nerveux ; ajoutez à cela que le sentiment aigu de la douleur des parties frappées précipite le sang avec plus d'abondance, et fournissant aux parties génitales une chaleur excessive, procure à l'homme libidineux qui cherchait en vain le plaisir, le moyen de consommer l'acte de la génération, malgré la nature même, et de multiplier ses jouissances au-delà des bornes qu'elle a assignées à ses forces.

L'amusante histoire d'un fermier général, racontée par Mercier de Compiègne, corroborera ce qui vient d'être exposé. Il paraît que ce banquier, célèbre paillard, avait tant de fois renouvelé ses sacrifices à Vénus, qu'il était dans l'obligation de recourir aux verges chaque fois qu'il voulait être en état d'adorer la déesse de nouveau. A cet effet, quand il avait trouvé femme qui lui plaisait, parmi les grandes impures de son temps, il s'enfermait avec sa dulcinée dans une pièce bien close et à l'abri de tout regard indiscret. Là, sans même quitter ses habits, il faisait mettre l'objet de son caprice dans ;

> ..... Le simple appareil
> D'une beauté qu'on arrache au sommeil.

les seins nus et dehors et la chemise relevée de façon qu'il pût apercevoir les parties secrètes de la jeune femme. Notre homme mettait aussitôt ses culottes bas, se couchait à plat ventre sur le parquet et mettait à l'air les gibbosités d'un postérieur qu'il avait très prononcées. La déesse alors lui relevant la chemise sur le dos, s'armait d'une poignée de verges, préparées pour la circonstance, et se mettait à fustiger graduellement sa victime, en la frappant de toute la force dont elle était capable. Le financier gémissait, se tordait sous l'empire de la douleur ; son derrière se relevait peu à peu, et insensiblement le dieu Priape entrait dans un état de turgescence qui faisait plaisir à voir. Bientôt, l'homme devenait enragé, incandescent ; l'organe génital arrivait à l'apogée de sa toute puissance virile.

Ardent de luxure, il se précipitait alors sur

la fille et rendu furieux par la splendeur de l'état où la flagellation avait élevé son arme naturelle, il consommait le coït avec une volupté indescriptible.

Rabelais aussi a fait allusion à cette manière de se procurer des forces pour la lutte amoureuse : « Se frotter le cul au panicant, dit-il, vrai moyen d'avoir au cul passion. »

Voici encore une anecdote intéressante sur le même sujet. Il s'agit d'un chevalier romain, gouverneur de l'Egypte, ami d'Auguste, et de tous les beaux esprits de son temps ; d'un poète charmant qui a servi de modèle à plus d'un ; enfin de Cornelius, l'ami de Virgile, d'Horace, de Tibirlle et Catulle, qui comme ces derniers, a chanté l'amour au milieu de ses extases, et qui, au rapport de Pline, mourut d'une douce mort, ou plutôt s'endormit pour toujours sur le sein de celle qui faisait le bonheur de sa vie. M. de Lignac nous apprend que ce favori des grâces ne devait les

(1) De Lignac. *De l'homme.*

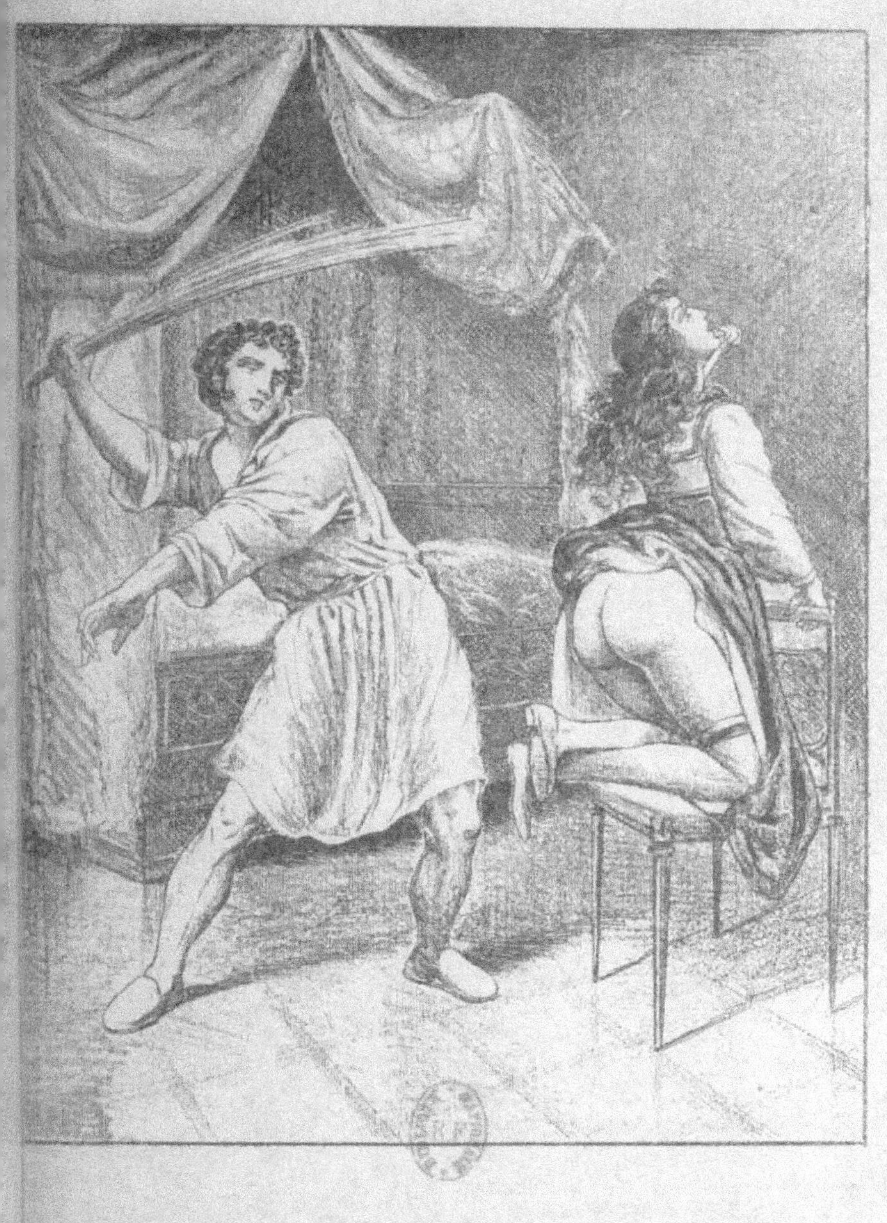

transports et les faveurs enivrantes d'une jeune fille passionnée pour lui, qu'au fouet qu'elle recevait fréquemment d'un père vigoureux qui, croyant la punir par ce châtiment, des fautes que lui faisait commettre un tempérament trop lascif, ne travaillait au contraire qu'à l'augmenter et servait ainsi, sans le savoir, les vues du voluptueux poète.

Meybom se demande si la flagellation ne devient pas un remède aussi innocent que quantité d'autres employés tous les jours, et si la conservation de l'espèce ne le rend pas non seulement excusable, mais même nécessaire, lorsqu'il s'agit d'un homme qui, voulant savourer les voluptés d'une jouissance permise, et se reproduire dans le second luimême, n'éprouverait avec une épouse aimable et tendrement aimée, que le désespoir et l'impuissance, et dont tous les efforts seraient vains pour consommer le mariage, par la faiblesse et le défaut de chaleur des parties et qui serait précisément le coursier dont parle Virgile dans ses géorgiques.

4.

Quand des ans ou des maux il sentira le poids,
Des travaux de l'amour dispense sa faiblesse ;
Vénus ainsi que Mars demande la jeunesse.
Pour son corps dévoré d'un impuissant désir
L'hymen est un tourment et non pas un plaisir.
Vieux athlète, son feu dès d'abord se consume :
Tel le chaume s'éteint au moment qu'il s'allume.

De sorte qu'il ne pourrait, nous ne disons pas s'acquitter totalement envers sa créancière, mais même payer la moitié de sa dette.

OBSERVATIONS

SUR LA FLAGELLATION

« Très peu de personnes, dit Bertholin,
aiment la flagellation, les anodins étant en
général plus du goût des malades que les
caustiques ; mais telle est la condition humaine qu'on ne peut pas toujours employer
les topiques bénins. »

Ce sont ceux qui feignent d'être malades,
auxquels la flagellation est surtout propre à
effectuer la guérison. On l'employa souvent
avec succès pour rendre l'activité aux esclaves
qui se disaient malades pour ne point tra-
vailler. Il paraît qu'elle est encore propre
pour guérir les maladies de l'âme, comme

celles du corps, puisqu'on a vu en Italie, une secte de flagellants qui s'assemblaient pendant le carême pour expier leurs fautes par une copieuse discipline.

Les Syriens avaient des mercenaires qui, pour une certaine rétribution, se chargeaient d'expier les fautes des autres, en se flagellant eux-mêmes, suivant le plus ou moins de bénéfice.

On voit que Circé employait une verge pour changer les compagnons d'Ulysse en pourceaux ; on peut conclure de là que les verges qui rendent aux uns le bon sens, peuvent l'ôter aux autres.

On a vu à Padoue des religieux employer la flagellation pour chasser le diable des corps qui en étaient possédés, possession qui n'était autre chose, disaient les médecins d'alors, que de l'épilepsie que l'on guérit par la chaleur que communique la flagellation.

Saint Marc, tourmenté par l'esprit malin, le mettait à la raison à coups de poing.

Haimond, évêque d'Alberstadt, mort en 853, dit que les soufflets sont plus efficaces pour

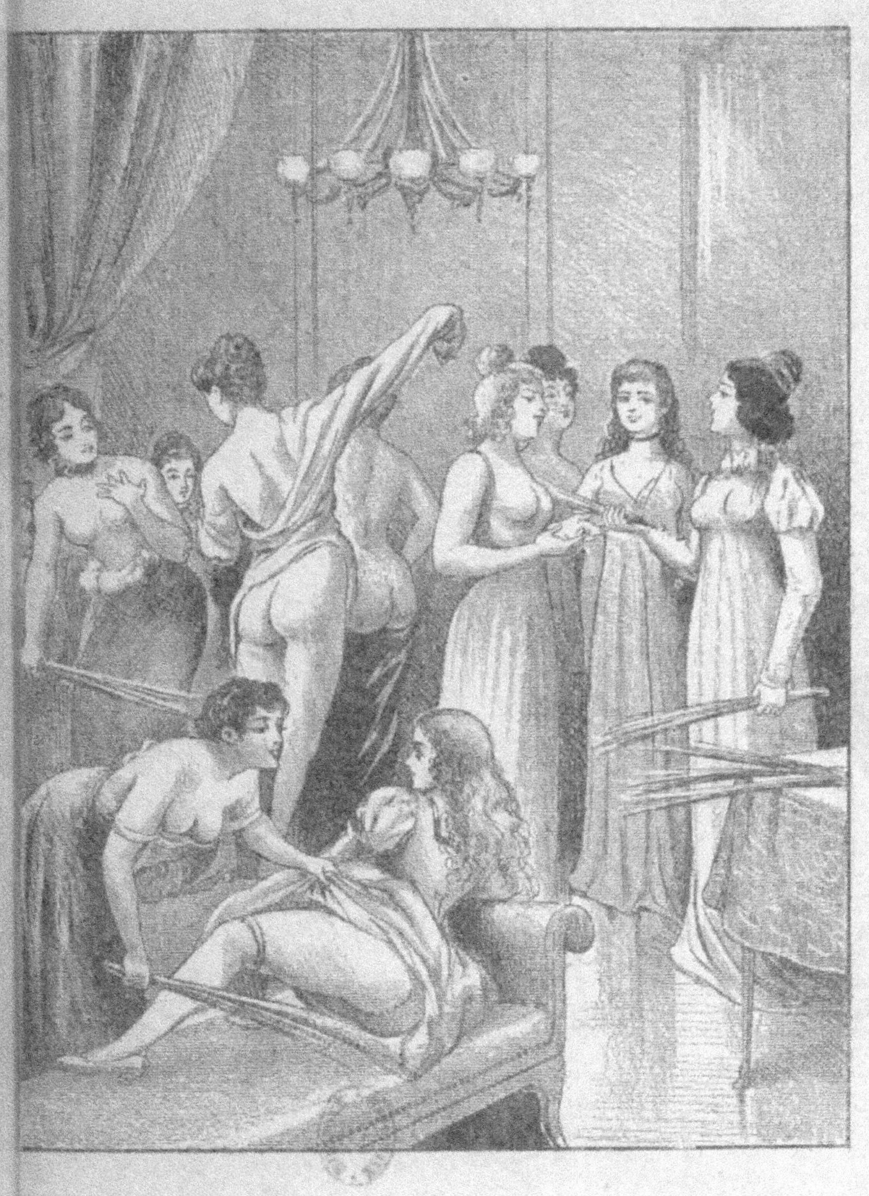

guérir les tentations du diable, que pour dissi-
per les douleurs de tête.

La crainte de la douleur vous contient dans
les bornes de la raison; j'ai connu un homme,
dit Bertholin, de bonnes mœurs, mais sujet à
de fréquents mouvements de colère, que l'on
rendait plus doux qu'un agneau, en lui admi-
nistrant une ample flagellation, quand les menaces n'avaient pu calmer sa fureur.

Un marchand d'esclaves parvint, dit-on, à
rendre, en bien peu de temps le plus brillant
embonpoint, à un enfant exténué de faim, et
cela, par le moyen d'une flagellation modérée
qu'il lui donnait tous les deux jours.

Les barbiers de Rome avaient mis des
fouets à leurs portes, entr'autres instruments
qui composaient leurs enseignes, comme nous
le prouve Martial, livre XI chapitre XVII. Ces
fouets étaient faits de corde de laine; pour les
rendre plus déchirants on les hérissait de
nœuds et d'osselets de mouton.

Senèque (1) dit que la torpeur des mem-

____

(1) Senèque. Épitre 90.

bres se guérit par la flagellation avec de l'ortie, et dont les coups sont si violents, qu'une
oie qui en serait piquée en mourrait !

Columella dit que les fermiers de Rome ont
coutume de déplumer les poules d'Afrique sur
le ventre, et de les fouetter avec de l'ortie,
pour les faire couver, en leur mettant dans
le bec un os qui leur sert de bâillon, pour les
empêcher de rendre la nourriture qu'elles ont
prise. On sait qu'un soufflet ou un coup de
poing bien appliqué sur la mâchoire infé-
rieure, guérit promptement un homme à qui
un bâillement ou un rire immodéré a causé
une luxation et un relachement dans les ressorts de la bouche.

On a remarqué que le fouet que l'on donne
aux enfants pour les punir d'avoir uriné au
lit, est le moyen le plus efficace de les en empêcher, quoique les parents ne fassent point
attention aux effets physiques de ce remède.

Les Romaines s'offraient nues aux fustiga-
tions des prêtres qui célébraient les Luper-
cales, afin de devenir fécondes. Ces prêtres se
servaient tantôt de la main, tantôt de la

férule. Les plus chastes se contentaient d'appliquer leurs coups sur la main, et l'on devine facilement que la superstition avait moins de part à cette cure que la libre circulation du sang, qui, agité et divisé, remonte vers le cœur, se répand dans les artères avec plus d'abondance et porte partout un feu pur et nouveau qui excite à l'amour et dispose à la conception. Plutarque attribue les bons effets à cette flagellation. Ovide, Juvénal et Prudence dans l'histoire des martyrs, se sont égayés sur l'usage considéré comme religieux, mais en effet utile comme médical ; le caractère connu des prêtres qui, suivant leurs termes, frappaient les femmes avec d'autres verges que la férule, a donné lieu à bien des plaisanteries (1).

Entr'autres nations où ces usages sont communs, on distingue les Perses et les Rus-

(1) Ceci rappelle les vers de l'église Saint-Hyacinthe et qui prouvent la vertu des moines :

 Femmes qui désirez devenir enceinte,
 Adressez ici vos vœux au grand saint Hyacinthe,
 Et tout ce que pour vous le saint ne pourra faire,
 Les moines de céans pourront vous satisfaire.

ses. Ceux-ci battent leurs femmes pour prouver leur amour. Jean Barclay (1) rapporte une anecdote qu'on ne sera pas fâché de trouver ici.

« Un homme de basse extraction quitta l'Allemagne et se retira en Moscovie. Si vous êtes tant soit peu curieux de le savoir, il se nommait Jourdain. Le séjour lui ayant paru agréable, il résolut de s'y fixer et il s'y maria. Passionnément amoureux de sa femme, il ne s'épargna rien pour l'en assurer, mais ses efforts furent inutiles, elle souffrait intérieurement d'un chagrin qu'elle voulait cacher, mais que la rougeur de ses yeux, ses soupirs et ses sanglots trahissaient à chaque instant. Son époux lui demande la cause de cette tristesse, cherchant à deviner en quoi il avait manqué au devoir de la tendresse; elle lui parla en ces termes, après s'être fait longtemps presser :

— Pourquoi fais-tu si bien semblant de m'aimer ? Crois-tu me tromper? me cacher

____

(1) Barclay. Icon : *Animoseur*. Londres, 1622.

plus longtemps que je suis vile à tes yeux ? »
et en même temps elle versait des torrents de
larmes. Jourdain, étonné de ce langage, lui
demanda en quoi il l'avait offensée, que peut-
être il avait manqué en quelque chose, mais
qu'il réparerait cette faute par plus de soins.
« Enfin, lui dit-elle, puisque tu fais semblant
de l'ignorer, où sont donc les verges avec
lesquelles tu m'as apprise à t'aimer ? Ne sais-tu
pas que chez nous c'est l'unique moyen que
doivent employer les hommes qui veulent
nous persuader de leur amour ? » Jourdain, à
ce discours, fut longtemps dans une stupeur
profonde, et eut toutes les peines du monde à
s'empêcher de rire. Bientôt la première surprise passée, et sa femme persistant à lui
parler sérieusement, il fut forcé de croire que
ce traitement était indispensable, mais comment se résoudre à battre une femme que l'on
aime ? Il n'y avait pourtant pas de milieu, il
eut été haï, il s'y résolut donc avec beaucoup
de peine.

« Peu de jours après, il saisit un prétexte
d'humeur de sa femme et prenant de longues

verges, il lui administra la correction la plus conjugale. Son épouse était jeune, jolie, coquette et possédait une de ces longues et magnifiques chevelures qu'elle avait l'habitude de laisser flotter négligemment au gré de tous les vents. *La faisant mettre à genoux sur une chaise*, il lui releva robe, jupes, chemise et lui découvrit ainsi les plus agréables agréments qu'aient jamais possédés toutes les Vénus callypiges de l'antiquité. Lui-même, alors, armé d'une forte poignée de verges, en chemise, flagella de la belle façon, les appas charmants d'une femme qui ne demandait que cette singulière opération pour l'aimer. Le remède fut merveilleux de l'un et de l'autre côté ; tandis qu'agréablement excité à la vue de ces divines beautés, qu'il ne flagellait qu'à regret, il se sentait agité des feux les plus violents du Dieu de Lampsaque ; sa femme, à partir de là, commença à le chérir et à l'adorer de la meilleure façon. »

Pierre d'Erlesunde, dans ses anecdotes moscovites, raconte le même fait et dit que c'est pour cet usage que les maris, aussitôt la noce, se munissent de verges comme des divers ustensiles de ménage, et le motif de cette emplette n'est nullement le désir de corriger sa femme, car une méchante femme, s'il y en a, ne se corrige ni par les menaces, ni par la colère, quand même on lui casserait les dents à coups de pierre. Les auteurs anciens parlent souvent des effets de la flagellation comme aphrodisiaque.

Lucien parle d'un certain Pérégrinus qui se faisait fouetter pour avoir une érection. Ce philosophe, dit-il, se fouettait en public au milieu de tout son peuple et se débarrassait d'une surabondance de liqueur séminale aussi effrontément que Diogène ; ce qui leur fit donner à tous deux le nom de Cynique. Ce même Pérégrinus, surnommé *Protée*, se fit chrétien, ensuite apostat, et finit par se brûler publiquement aux jeux olympiques. Racine le cite dans son poème de la Religion :

> Lorsque sur un bûcher Péregrin las du jour,
> D'un trépas éclatant cherche la renommée,
> Un Cynique orgueilleux s'évapore en fumée.

Sénèque parle aussi d'une courtisane qui n'employait d'autre moyen que la flagellation pour réveiller l'amour de son amant lorsqu'il se refroidissait.

On a cité Tamerlan, ce fameux potentat de l'Asie, qui se faisait appeler le fils de Dieu, fut père de cent enfants et vainqueur de cent peuples, et qui se faisait fouetter par esprit de débauche.

Si nous en croyons Voltaire, le fameux abbé Terrasson avait un goût particulier pour se faire administrer le fouet par les courtisanes. On connaît l'épigramme qui finit par ce vers :

Frappez fort, il a fait Séthos !

LA FLAGELLATION

DANS L'IMPUISSANCE

S'il existe des hommes qui, ayant dépassé l'âge de la puberté et dont les organes de la génération sont dans un état complet de frigidité, ayant même une apparence des plus chétives ; il en est d'autres qui, quoique étant bien conformés, n'ont jamais connu d'érection.

Les premiers se reconnaissent à la forme arrondie de leurs membres, à leur visage glabre, à leur voix grêle, ce sont des féminisés. Il y a eu, chez eux, arrêt de développement des organes génitaux, soit avant ou après la naissance. Chez eux, l'action de la flagellation, pas plus que celle de tout autre aphrodisiaque, ne saurait se manifester.

Les seconds doivent leur état à une disposition morbide particulière, ils n'ont aucun désir, la femme n'a pour eux nul attrait, bien plus, ils en éprouvent même de la répulsion. Ce sont des invertis nés. La flagellation ne saurait les exciter.

Il en est d'autres enfin qui sont atteints d'atonie génitale qui n'exempte pas de violents désirs. Ils sont comme des eunuques qui n'ont pas perdu leurs organes dès la plus tendre jeunesse et qui éprouvent toujours l'aiguillon de la chair. Rien n'est plus commun encore que de voir des vieillards, même parmi ceux qui touchent à la décrépitude, ressentir toujours des désirs, et épuiser sur leurs organes flétris par l'âge, tous les moyens imaginés pour se procurer encore quelques jouissances. Ces moyens fort différents de ceux qu'emploient les femmes pour cacher leurs rides et rendre à leur peau le coloris de la jeunesse, ont été inspirés, comme eux, par le désir de retrouver quelques instants du plus vif plaisir. Ils ont le cauchemar de l'impuissance, et cela les pousse à prendre toutes les précautions imaginables pour y obvier et ils cherchent dès lors à s'exciter par un régime aphrodisiaque. Quand leur science est à bout, les femmes viennent à leur secours ; en cette matière, elles peuvent faire la leçon à plus d'un médecin.

Ceux qui sont à ce point dépravés font des efforts inouïs pour réaliser des désirs qu'il n'est plus facile de satisfaire, sinon par la complicité forcée des organes génitaux. C'est alors, comme nous venons de le dire, que quelque Vénus éhontée vient prodiguer, à ces vieux blasés, ses irritantes excitations qu'ils réclament à tous les échos. Une des excitations les plus ordinaires mises en œuvre est certainement la flagellation, mais ses effets, quoique assez rapides, ne sont que momentanés.

Telles sont les réflexions de la courtisane qui est appelée à la pratiquer :

. . . .

Comme à tous les grands maux il faut de grands remèdes
On saisit un paquet de verges à deux mains
On fustige le vieux sur la chute des reins,
La douleur qu'il éprouve est quelquefois bien grande
Mais il ne se plaint pas, il est heureux...

Il est vrai que le corps, par mille excès usé,
Demeure anéanti, moulu, rompu, brisé ;
Qu'il est sans voix, sans souffle, et qu'un bon rhumatisme
Est fort souvent, hélas ! le prix de son cynisme !
Mais, lorsque nous avons rempli notre devoir
Et fait de notre mieux, nous n'avons pas à voir
De quel mauvais côté se tourne la médaille...
Qu'on amène un sapin, et que le vieux s'en aille !...

Cependant l'impuissance peut n'être que passagère et susceptible de guérison ; telle est celle qui résulte d'un travail intellectuel qui détourne de toute autre idée que celle qui occupe l'esprit, mais rarement l'anaphrodisie est due à cette cause, excepté chez les hommes naturellement froids, qui comme le comte de Lignolle, s'estiment très heureux de trouver une si belle excuse. Il n'en est pas de même d'une vive et profonde affection, ou plutôt d'une passion qui rend comme insensible à toute impression. Il est aussi quelques hommes et surtout quelques femmes d'un tempérament éminemment lymphatique, qui n'éprouvent que peu de désirs, et même il en est quelques-uns qui n'en ont jamais éprouvé, dans ces cas la flagellation peut être utile, il est rare qu'elle ne donne pas l'excitation nécessaire pour rendre aptes les organes au plaisir cherché.

Chez certains vicieux épuisés, il est évident que la flagellation agit sous deux formes, d'abord ceux-ci la pratiquent activement, c'est la femme qui est passive, puis c'est elle qui flagelle à son tour.

L'homme a la passion de la chair, il apprécie surtout la rotondité des formes, la chair nue exerce sur lui une attraction sensuelle et il prend plaisir à la flageller en accompagnant souvent cet exercice d'attouchements multiples. Il arrive ainsi à obtenir la turgescence de l'organe viril, mais il faut plus pour obtenir l'érection véritable ; c'est alors qu'il se livre aux coups de sa compagne pour arriver au résultat final désiré.

Pourquoi la flagellation amène-t-elle l'excitation des organes génitaux ? On pourrait adopter les considérations émises par les anciens auteurs, considérations qui font supposer que les lombes, ou plutôt les nerfs de ces régions ont quelque rapport avec les organes

de la génération et que ceux-ci excités amè·
nent par sympathie l'excitation de ceux-là.

Cette explication est du reste analogue à
celle qui est proposée à une autre question :
On s'étonne que chez le pédéraste il existe une
certaine sensation de volupté dans l'acte passif. Les anatomistes savent quelles étroites
parentés existent entre les nerfs qui se distri-
buent au rectum et ceux qui se rendent aux
organes génitaux. Les filets nerveux qui pré-
sident à la sensation voluptueuse se rendent
au rectum, et c'est leur excitation qui donne
aux *passifs* l'orgasme vénérien qui, à l'ordinaire, est procuré par l'organe sexuel. Ce qui
plaide en faveur de cette explication, c'est de
trouver des femmes passives, des femmes qui
dans le tribadisme, aiment à avoir le rectum
excité par le doigt, et des individus chez qui
l'érection ne peut être provoquée que par des
corps étrangers introduits dans le rectum. Or,
les nerfs de toutes ces régions sont dans la
flagellation irrités au suprême degré, et vont
par leurs innombrables ramifications provo-

quer les mêmes excitations au rectum et par
là aux organes génitaux.

Les individus atteints d'atonie génitale, par
suite d'abus des plaisirs vénériens ou de fatigue intellectuelle, ne sont pas exempts, d'une
façon absolue, d'érection ; la nuit, ils éprouvent souvent des érections avec pollutions et
sensations voluptueuses, provoquées par des
rêves lascifs et le décubitus dorsal ; comme
aussi, assez fréquemment la plénitude de la
vessie, au matin provoque une certaine turgescence voisine de l'érection, chez ces individus la flagellation produit à coup sûr l'érection complète qui leur permet de satisfaire
leurs désirs.

LA FLAGELLATION EN ANGLETERRE

Pisanus Fraxi a publié à Londres, il n'y a
pas encore bien longtemps deux volumes fort
curieux non destinés aux curieux (privately-
printed). Il y parle longuement de la flagellation ; une foule d'ouvrages anglais lui sont
consacrés ; elle figure dans tous les livres
érotiques écrits en cette langue ; de nombreuses gravures en offrent l'image ; elle a été en
usage dans les pensions de jeunes filles ; des
lettres écrites en 1870, à cet égard, ont été
insérées dans une publication périodique destinée aux mères de famille (*The Englishwo-
man's Domestic Magasine*) et imprimées à
part sous le titre de *Letters on the Whipping*

of Girls and the Corporal punishment of Children.

Les ouvrages de Pisanus Fraxi peuvent être regardés comme tout à fait inconnus, hors de l'Angleterre ; il n'est donc pas sans intérêt d'en offrir quelques extraits.

Au commencement du XIX° siècle, il existait à Londres des appartements meublés avec luxe et consacrés exclusivement aux mystères de la flagellation ; des femmes du demi-monde ou du quart de monde y jouaient un rôle actif ou passif. On a conservé les noms de quelques-unes de ces artistes : Mistress Collet, que le Régent, depuis Georges IV, honorait de ses visites ; sa nièce, Mistress Mitchell, qui fut en grande réputation ; Mistress James, qui fut d'abord femme de chambre de Lady Clanricarde, et qui ne se retira des affaires qu'après avoir gagné une fortune. Mistress Potter, qui mourut en 1773 ; en tête de toutes marchait Mistress Théresa Berkley qui obtint, à ce point

----

(1) Pisanus Fraxi. *Index librorum prohibitorum et Centuria librorum absconditorum.*

de vue, une notoriété éclatante ; son approvi-
sionnement d'instruments de torture était extraordinaire ; les verges restaient toujours
trempées dans l'eau afin de demeurer souples
et pliantes ; elle possédait des fouets garnis
d'épingles ; des lanières de cuir durci ; rien
ne manquait pour les amateurs de ces étranges
voluptés.

L'excès en tout est un défaut, une couturière
de Londres, Mistress Browingg, fouetta si
cruellement et si souvent une de ses jeunes
ouvrières, Marie Clifford, que celle-ci en mourut. La couturière fut jugée en 1766, condamnée à mort et pendue, car, à cette époque,
les circonstances atténuantes n'avaient pas
été inventées, et le droit de grâce, si fréquent
aujourd'hui, s'exerçait très rarement.

Un périodique Anglais : *The Bouton Ma-
gazine*, décembre 1792 donne des détails, plus
ou moins fantastiques, au sujet d'un club de
dames qui se réunissait chaque jeudi dans une
des rues les plus aristocratiques de Londres.
Chaque réunion se composait au moins de
douze personnes : six actives et six passives ;

le sort déterminait à quelle classe on appartenait ; la présidente se plaçait à l'extrémité droite de la ligne, remettait les verges aux autres agentes, et jouissait du privilège de frapper la première. La cérémonie dure plus ou moins longtemps ; les parties atteintes se colorent de pourpre ; ensuite les rôles sont renversés, et celles qui maniaient les verges, se soumettent à leur tour à en subir l'influence.

P. Fraxi mentionne un ministre de l'Eglise anglicane, the reverend Zachary Crafton, curate of Saint Botolph (à Londres), et auteur de nombreux ouvrages théologiques, qui en 1860, fut traduit devant le tribunal de Westminster, pour avoir fouetté sa servante.

Un Anglais, John Davenport, a écrit un livre intitulé : *Aphrodisiacs and Anti-aphrodisiacs*, dans lequel il dit que par suite des nombreux rapports sympathiques des ramifications du système nerveux partant de l'extrémité de l'épine dorsale, il est indubitable que la flagellation, dirigée sur les fesses et les par-

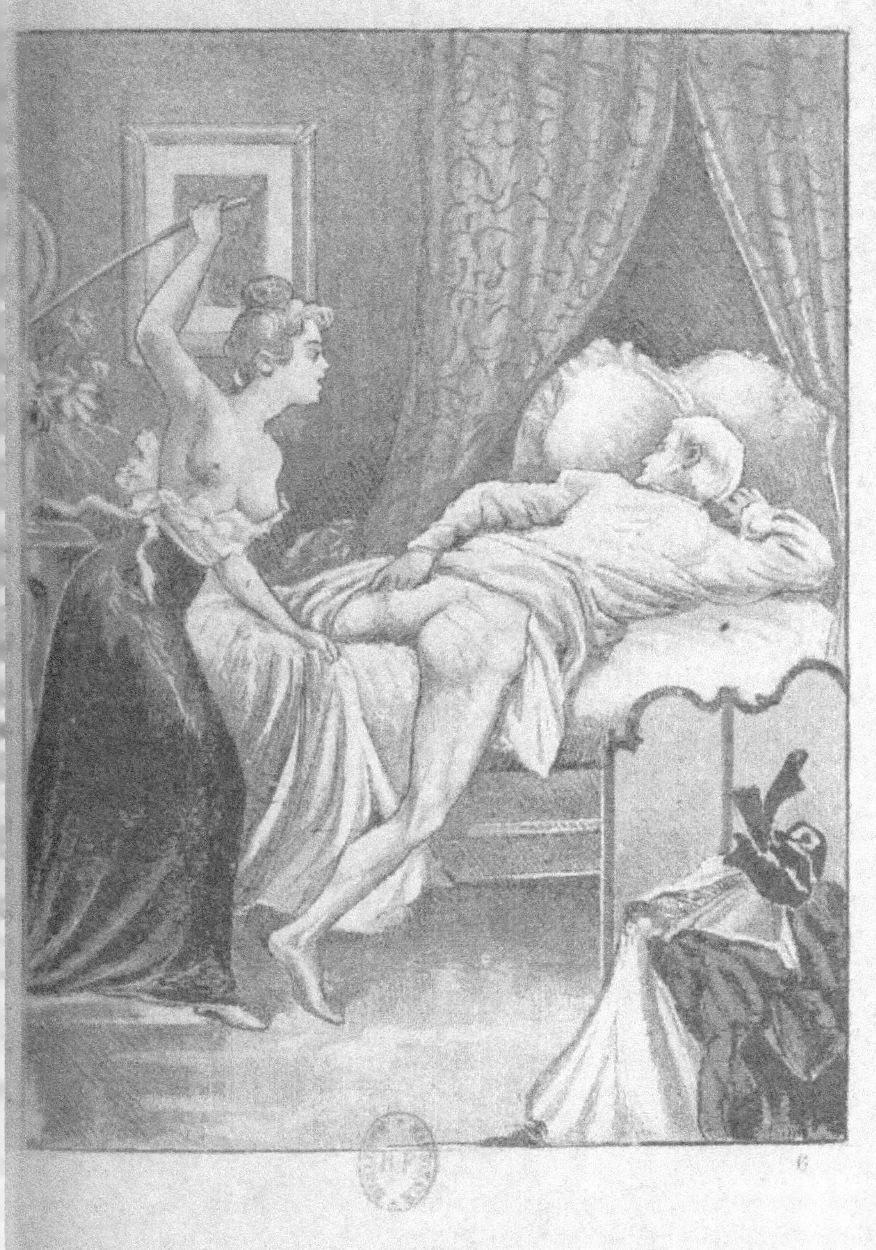

ties adjacentes, exerce un effet puissant sur les organes de la génération.

P. Fraxi, revenant à Mistriss Berkley, nous donne des détails les plus curieux sur les agissements de cette maison.

Si l'amateur voulait fouetter, on lui offrait à choisir parmi les femmes attachées à l'établissement : Hannah Jones, Sally Taylor, Peg la Borgne, la négresse Bet Ebony ; le prix variait selon le nombre et la force des coups qu'on voulait donner ; il n'était jamais au-dessous de quelques guinées.

Mistress Berkley inventa une machine qu'elle fit exécuter en 1828 et dont Pisanus Fraxi donne le dessin ; le gentleman qui désirait être fouetté se plaçait dessus et recevait sur son derrière mis à nu, une grêle de coups, ce dont il était enchanté.

Cette *honnête* dame mourut en 1836 ; elle gagna dix mille livres sterling pendant huit années d'exercice. On a écrit ses mémoires en autobiographie, mais on n'a pas osé imprimer cet ouvrage.

La fortune amassée par Mistress Berkley

revint à son frère qui était missionnaire en Australie, il refusa de recevoir l'or qui sortait d'une source impure ; le docteur Vane, qui avait souvent rendu des services à la bonne dame, répudia également une succession déshonorante. Il détruisit une correspondance qui remplissait plusieurs caisses et où figuraient les noms de bien des personnages du rang le plus élevé.

On constate que les femmes et surtout celles placées dans les conditions élevées, trouvent, bien plus que les hommes, du plaisir à manier les verges.

Il y a des hommes âgés qui se plaisent à jouer une ridicule comédie ; une femme vient chez eux le matin, lorsqu'ils sont encore au lit ; elle les traite comme de petits garçons qui ne veulent pas aller à l'école ; elle leur ordonne de s'y rendre, ils refusent, *et elle les fouette vigoureusement*.

Mistress Potter fut, en 1863, traduite devant la Police Court-Westminster, comme accusée d'avoir fouetté une jeune fille, mais l'affaire fut arrangée et la plaignante se désista ; il resta établi que la maison Potter était un grand atelier de fustigation ; le prix d'une séance variait de 5 à 15 livres sterling ; il n'y avait donc que les gens riches qui fussent en état de se passer semblables fantaisies.

Dans la relation du voyage fait en 1750 par un Anglais en Hollande, on lit qu'un des épisodes les plus goûtés des spectacles forains, c'est une femme pourvue d'une chute de reins d'une ampleur extraordinaire ; Arlequin et Paillasse s'amuse à taper dessus, chacun de son côté, avec beaucoup de force ; les attitudes varient, parfois un des acteurs prend la femme sur ses épaules, position très favorable à la distribution des formidables claques de son camarade. Les coups résonnent les spectateurs se pâment de joie et rient de ce rire tabarinique qui, partant du talon gauche, arrive à l'oreille droite.

Quelques poètes anglais ont chanté la flagellation ; Pisanus Fraxi parle d'un poème en trois chants : *The Rod* (la Verge), par Henri Laïng et de la *Virgiade*, par Georges Coleman. Ce nom d'auteur est supposé ainsi que la date (1810). Mais des allusions et des événements fort connus, le procès de la reine Caroline entre autres, montrent qu'il écrivait au plus tôt en 1820. Il montre de l'entrain, de l'humour, son but est de décrire, de vanter la flagellation ; il pose comme un axiome que le bonheur du maître d'école est de fouetter. P. Fraxi cite de nombreux ouvrages sur la flagellation ; parmi lesquels : *The merry order of Saint Bridget*, etc. Cette histoire de l'Ordre joyeux de Saint-Bridget se compose de douze lettres écrites par une jeune personne à une amie ; l'ordre fut fondé dans un châ- de France par quelques dames, ayant toutes du goût pour la flagellation. L'auteur insiste sur l'importance d'apporter dans cette opération de la grâce, de l'élégance, de la dignité !

Venus school mistriss, in Brichen Sports, cet ouvrage parut en 1810. Dans un avant-propos, l'éditeur nous dit qu'on cesse de regarder la flagellation comme ridicule et douloureuse, aussitôt qu'on a été initié à ces mystères éleusiniens ; elle trouve tant d'amateurs à Londres, que plus de vingt établissements splendides lui doivent leur raison d'être; parmi les temples innombrables consacrés dans cette immense capitale à la déesse de Paphos, il n'en est pas un seul où, à l'occasion, l'usage des verges ne soit bien en pratique. Il ajoute que les amateurs se divisent en trois classes, ceux qui aiment à être fouettés, ceux qui se plaisent à fouetter une femme, ceux qui se contentent d'assister à ce spectacle.

« Une foule innombrable de vieux généraux, amiraux, officiers, juges, gens de loi, lords, membres de la Chambre des Communes, médecins, etc., vont périodiquement goûter les plaisirs de la flagellation active ou passive; un très grand nombre de jeunes gens et d'hommes dans toute la vigueur de l'âge en font autant. »

Etudiant la flagellation dans d'autres pays que l'Angleterre, P. Fraxi parle d'un moine flamand, Corneille Adriainen, se distingua au xvi° siècle par son enthousiasme pour la flagellation. Ce fut à Bruges qu'il persuada à un certain nombre de pénitentes de se laisser fouetter nues de ses mains, il en résultat des bavardages, du scandale, et l'évêque ordonna au zélé correcteur de se retirer dans un couvent près d'Ypres où il passa trois ans; les Calvinistes firent grand bruit ; P. Marnix attaqua très vivement Adriansen, d'autres écrivains venus plus tard enrichirent sur les accusations des contemporains. L'histoire du moine fut imprimée en flamand, on y voit des gravures où Andriansen est réprésenté assis et prêt à fustiger deux femmes qui se présentent à lui fort peu vêtues, ou bien elles le montrent en chaire, prêchant devant un nombreux auditoire ; il était un prédicateur renommé, et ses sermons, en langue flamande, ont été réunis en deux volumes. On a prétendu que ce moine avait fondé une congrégation de *décôteuses* ou de *filles de discipline.*

M. Delpierre, écrivain flamand, a combattu cette assertion :

« Quant à cet ordre prétendu, dit-il, on n'en trouve pas la moindre trace dans les do-

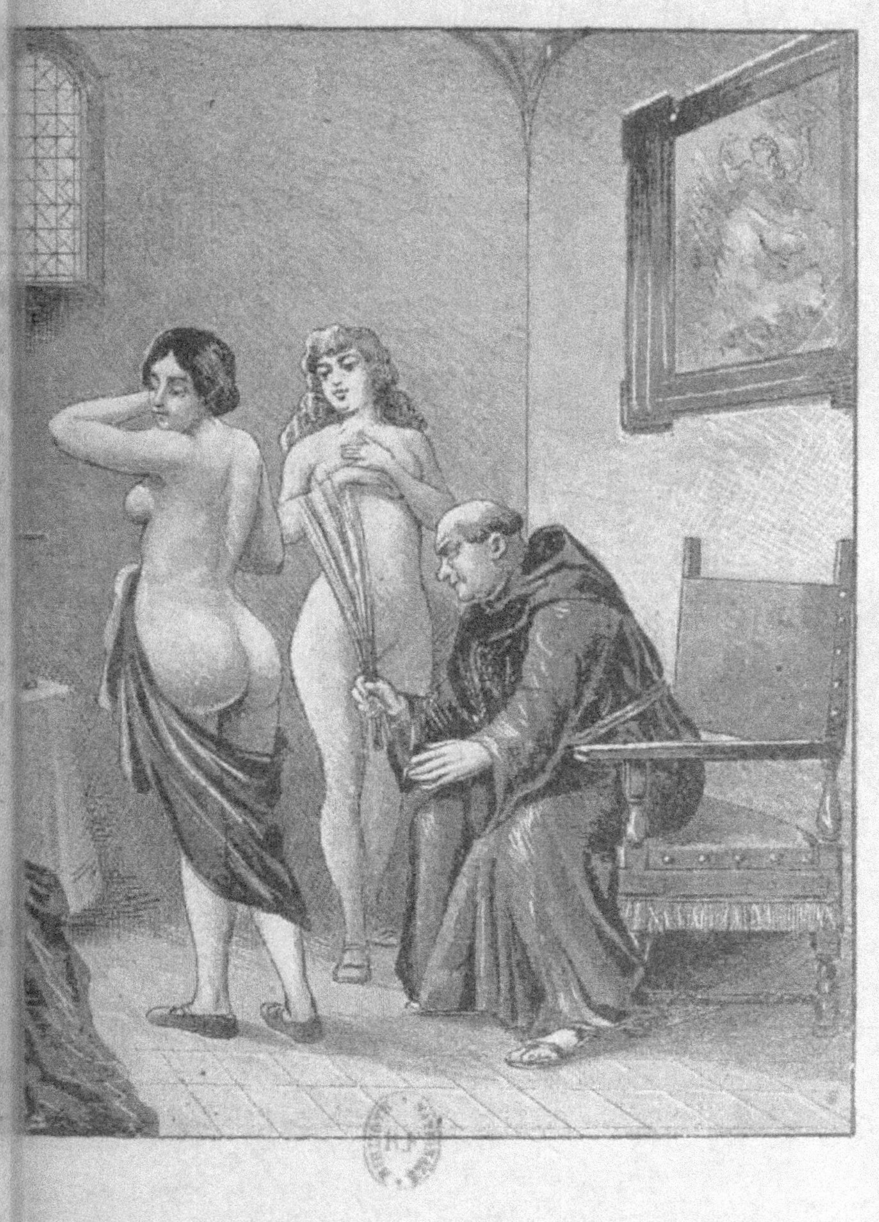

cuments que j'ai parcourus. On peut donc douter que cette institution ait réellement existé, et surtout que l'on ait trouvé des filles et des femmes assez folles pour vouloir s'y agréger. »

LES ÉTAPES

DE LA VIE D'UNE COURTISANE

Dans une série de tableaux du célèbre peintre anglais, W. Hogarth, on trouve toute l'histoire d'une courtisane en renom à Londres au XVIIIe siècle, histoire qui démontre qu'en 1733, époque à laquelle ces peintures furent exécutées, la flagellation était en usage dans le monde de la débauche.

Les étapes de la vie de la courtisane peintes par Hogarth peuvent se résumer comme suit :

Au premier tableau, nous voyons arriver dans une rue du faubourg de Londres, Wood street, le coche d'York. C'est une voiture pleine de femmes et de jeunes filles venues dans la grande ville, avec l'espoir d'y trouver une place. Parmi celles-ci, il en est une qui, descendue de la voiture, la première, avec son bagage, se tient modestement et les yeux baissés, comme une gentille et naïve villageoise qu'elle est. Une matrone richement vêtue la reçoit et tâche de se faire bien venir d'elle en lui caressant le menton. Or cette matrone est le portrait d'une proxénète fameuse, aussi connue à Londres que la Fillon l'était à Paris à cette époque. On voit à terre une malle portant, dessinées avec des clous de cuivre, les initiales M... H... de la jeune fille, Marie Hackabout. Derrière ce groupe se dresse une auberge ou plutôt un mauvais lieu, au seuil duquel se tient un vieux débauché qui, à la vue de ce *fruit vert*, manifeste cyniquement le plaisir qu'il goutte à l'avance.

On voit encore dans ce curieux tableau, dans un panier, une oie destinée à la matrone, comme l'indique l'adresse : « For my Losing cosen » (à ma cousine Losing).

Singulier Mentor que cette cousine Losing,

qui mettra tout à l'heure la jolie fille entre
les mains du vieux débauché, pour lequel elle
ne sera qu'un jouet de quelques heures.
Eblouie par les chiffons et les bijoux qu'on
fera briller devant elle, enivrée par les vins
capiteux, elle ne pensera à se défendre, la
pauvrette, que quand elle sera déjà perdue sans
ressource !

Le second tableau d'Hogarth nous montre
la belle petite ayant fait fortune. Elle habite
un appartement des plus luxueux, c'est un riche
financier qui l'entretient, il vient lui rendre
visite, mais au moment où il arrive, la table
à thé est servie pour deux, certainement on
ne l'attendait point. Il est visible que le pro-
tecteur fait des reproches à sa maîtresse, car
celle-ci, en protestant nerveusement, renverse
la table. A la faveur du tumulte, un jeune
homme sans soulier, la perruque de travers,
son épée sous le bras et la mine effarée, se
sauve à pas de loup, conduit par la soubrette
qui lui ouvre la porte et lui donne ses sou-
liers.

La troisième peinture représente l'arrestation

de la courtisane. Marie habite un logement
des plus modestes, dans cet intérieur, le meu-
ble le plus important est la *table de travail*,
c'est-à-dire le lit. Un grand carton, portant
le nom de James Dalton, un des plus habiles
voleurs de l'époque, semble indiquer que la
belle partage son logement avec celui-ci,
tandis que lui partage les bénéfices qu'elle
fait.

Bas et gants de fils sèchent sur les cordes,
des ajustements féminins pendent çà et là.
On y voit un chapeau pointu vénitien, des
tuniques étranges, des costumes masculins
bizarres, voir même une robe de religieuse,
ce qui donne à penser que si la belle reçoit
peut-être des jeunes gens chez elle, les vieux
libertins y sont aussi admis et qu'ils y trouvent tout ce qu'il faut : excitants moraux et
physiques !

La chambre est misérable, sur une chaise
à moitié dépaillée, une chandelle plantée dans
le goulot d'une bouteille, à côté d'une cuvette
ébréchée. Sur une table, un peigne, des pots,
un fragment de miroir et des flacons de mé-

decine. Ces fioles pharmaceutiques démontrent que Miss Hackabout, qui a pourtant jolie apparence, est atteinte d'une maladie qui ne se voit pas, ou que du moins on porte debout, la vérole !

Assise sur le bord du lit, dans un charmant négligé, la jeune femme sourit agréablement en jouant avec une fort belle montre, bijou que très probablement elle a dû faire passer du gousset de son dernier client dans ses jolies mains.

Une servante prépare le thé, sur un guéridon on voit des tartines de beurre, un chat fait le gros dos, aux pieds de sa maîtresse.

Au fond du tableau, on voit un groupe d'hommes armés de bâtons et entrant prudemment précédés de leur chef. Le peintre a évidemment voulu représenter la police venant arrêter la prostituée, sur la déposition de la victime du vol de la montre.

Le quatrième tableau nous montre la prison. On y voit des femmes en assez grand nombre occupées à battre le chanvre à l'aide d'un maillet.

Marie Hackabout est venue là avec tous ses atours, ce qui semble singulier; mais on en trouve l'explication dans une citation du journal *Grub-Street* de 1730 :

« Une nommée Marie Moffat, femme d'une grande notoriété parmi les prostituées de Drury, qui, il y a une quinzaine de jours environ, était condamnée aux travaux forcés (*Hard labour*) par le tribunal de Tothillfieds Bridewell, par neuf juges, présenta la loi d'*Habeas corpus* de sa majesté, et fut amenée devant le très honorable juge suprême Raymond, s'attendant à être mise à l'amende ou libérée, mais son arrestation paraissait légale, sa seigneurie le lord, jugea convenable de la renvoyer à sa première prison, où elle est maintenant occupée à battre le chanvre, avec une robe garnie de dentelles d'argent.

Dans sa cinquième composition, le peintre nous montre un intérieur des plus misérables, sur un coffre, un crachoir, une pipe, une écuelle, et sur la cheminée plusieurs flacons de médicaments, une table est renversée, à terre gisent une plume, un encrier, une brochure sur laquelle on lit : « Pratical Scheme Anodyne » (traitement pratique ou facile à suivre, sans danger).

Bien des jours se sont passés, car la malheureuse Marie, se sentant très malade, a fait revenir près d'elle son enfant, qui doit avoir au moins six ans. Une bonne villageoise qui figure dans ce tableau paraît être la grand'mère du garçonnet. Miss Hackabout, de chute en chute, est arrivée au terme de sa triste existence. Roulée dans une couverture et assise dans un fauteuil, près du feu, elle expire dans les bras de sa servante.

Dans le fond de la pièce deux médecins se querellent. L'un d'eux, en effet, montre avec horreur à son confrère un pot d'onguent mercuriel, et semble dire, « c'est cela qui a tué la malade. L'autre très calme, doit répondre : « Allons donc, c'est votre traitement anodin qui l'a fait mourir. » Ne sont-ce pas là les disputes ordinaires dans certain monde médical ?

> Sur le nom de la maladie,
> Ils restent tous en désaccord ;
> Mais là s'arrête leur folie,
> Car sur la somme ils sont d'accord !

Au sixième tableau, nous assistons aux funérailles, qui, comme toujours, en Angleterre, sont accompagnées d'un cérémonial obligé que les pauvres gens ne croient pas pouvoir se refuser. En effet on y voit un cercueil luxueux et une fort nombreuse compagnie. Mais ce ne sont que des femmes qui assistent à la triste cérémonie. Cette femme qui eut tant d'amis de son vivant, n'en trouve pas un seul après sa mort pour l'accompagner à sa dernière demeure. Deux hommes, personnages obligés, l'ordonnateur et le pasteur, y figurent au second plan.

Les amies de la défunte, toutes jeunes et jolies, ont leur coiffe couverte d'un crépe et la gorge très découverte, ce qui se comprend, car ce qu'elles ont à montrer en vaut la peine.

Tout le monde tient un verre à la main ; le

révérend, les yeux perdus dans le vague, laisse répandre le contenu de son verre sans s'apercevoir que sa jolie voisine passe tendrement son bras sous le sien.

Un autre groupe nous présente le galant ordonnateur mettant un gant à une jolie créature qu'il regarde le plus amoureusement du monde. Celle-ci ne perd pas une si belle occasion et lui subtilise mouchoir et tabatière.

Sur la bière, on lit, gravée sur une plaque de métal, l'inscription suivante, qui donne toutes les dates de l'histoire.

M. Hackabout died. sep. 2ᵉ 1731, aged 23.

Vendue par une proxénète à 15 ans, Marie Hackabout avait eu son enfant à 16 ans, elle contracta la syphilis et en mourut. Cette lamentable histoire, reproduite par un peintre de talent, eut un immense retentissement en Angleterre, ce qui n'empêcha point d'autres filles de revivre les mêmes aventures.

LA FLAGELLATION PÉNALE

LA BASTONADE

ET

LA FLAGELLATION PÉNALES

ORIGINE

On trouvera l'origine de ces tortures dans l'institution de l'esclavage, né lui-même de l'état de sauvagerie, souvent d'anthropophagie où tomba le genre humain, et dont subsistent encore des restes honteux dans les lois et les usages des nations civilisées. L'homme ou chasseur, ou pasteur, ou guerrier, professa le brigandage. Dans sa retraite au fond des bois ou des montagnes, il fut un maître farouche aussi terrible en sa colère qu'effréné dans ses débauches. Il fut législateur absurde, juge inique geôlier rigoureux, souvent bourreau terrible de ses serviteurs et de ses servantes, de ses femmes et de ses enfants. Il affecta de les frapper et de les mutiler, ses serviteurs surtout, comme des bestiaux. La bastonnade fut donc leur encouragement et leur salaire, leur correction ou leur dernier supplice le moins raffiné.

Lorsque les Etats se formèrent, ils eurent ordinairement pour base l'esclavage du plus grand nombre, et la tyrannie domestique servit de modèle, sous bien des rapports, aux gouvernements, aux républiques démocratiques et aristocratiques, de même qu'aux monarchies. Dès avant qu'il y eut des philosophes grecs, on avait apparemment découvert ou cru découvrir qu'il y a des esclaves *par nature* et qu'un maître, comme dit encore Aristote, ne peut pas faire injustice à son esclave. Ainsi, les lois confirmèrent partout l'esclavage ; partout il fut également cruel, excepté chez les Israélites ; et, par une extension trop naturelle, les punitions des esclaves furent infligées fréquemment aux citoyens pour des torts légers, mais d'ordinaire sans infâmie légale ou spéciale. Ainsi

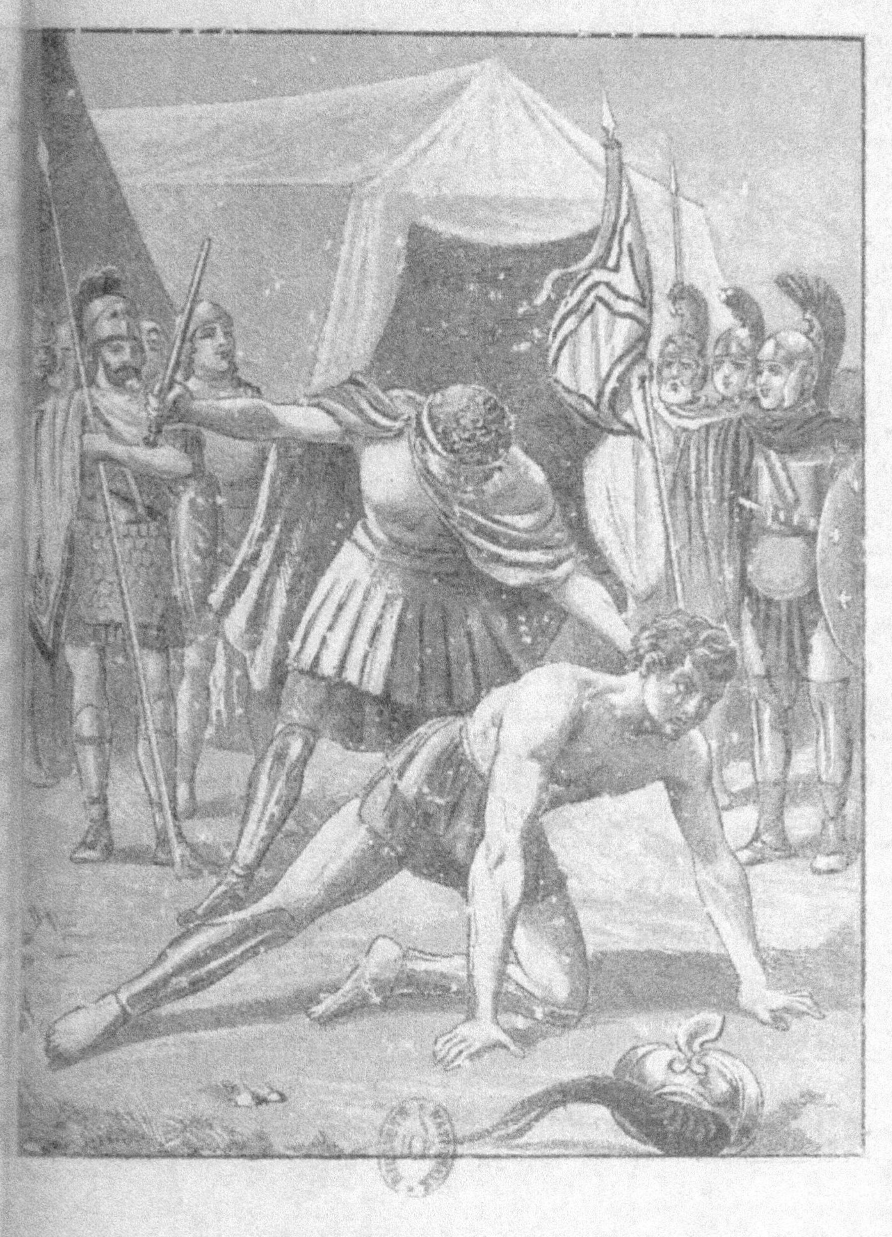

les bastonnades, les flagellations plus ou moins sanguinaires, les flétrissures et les mutilations les plus douloureuses furent partout les corrections et les châtiments des hommes libres ; ainsi la condition d'esclave exposé aux plus vils, aux plus affreux châtiments, fut imposée par les lois aux débiteurs insolvables ; et de là vint dans l'origine, ce qui nous reste aujourd'hui même en Europe de contrainte par corps sans délit constaté devant les juges compétents.

Les rois eux-mêmes administraient le supplice de la bastonnade. N'a-t-on pas vu des pachas et des sultans couper des têtes, ou les faire couper ainsi en fumant leur pipe ? Ecoutons Homère, ce véritable peintre des mœurs héroïques. C'est lui qui raconte qu'au siège de Troie, dans un conseil de guerre, lorsque les rois venaient de se dire publiquement de fort grossières injures, un guerrier difforme, il est vrai, Thériste, s'étant permis contre le général en chef un discours trop hardi, *en fut reprimendé par le roi Ulysse* et châtié en même temps par ce prince lui-même. Homère

dit : « Aussitôt de son sceptre il frappe Thériste à nu sur le dos et sur les épaules. Thériste se courbe en versant des pleurs. Sous
les coups de sceptre d'or, on voit s'élever sur
son dos une tumeur ensanglantée. Il tremble,
il s'assied, saisi de douleur et d'effroi ; il jette,
en essuyant ses larmes, des regards qui ne
touchent personne ; et le rire éclate parmi les
Grecs.

Telle fut longtemps la police barbare des
chefs, telle fut la sénile et imprudente légèreté
des peuples. De ce tableau, on peut conclure
que les sceptres et généralement tous les bâtons de commandement, les bâtons d'honneur
ne furent, dans le principe, que des bâtons de
maîtres et de correcteurs immédiats.

Dans l'état sauvage, ou presque sauvage,
les maîtres avaient fait la chasse aux esclaves,
autrement aux opprimés fugitifs, pour les ramener au logis. Dans l'état civil, il arriva de
plus, qu'on leur fît la chasse pour les assassiner
de peur qu'ils ne devinssent trop nombreux.
Esclaves, ils avaient fait sous le bâton les plus
durs travaux : et sous le régime légal, les af-

franchis et même les hommes libres de naissance, mais pauvres, furent et sont encore en
bien des pays, déclarés corvéables. Comme
nos esclaves dans les colonies européennes, ils
s'acquittaient de leurs corvées sous le bâton
du patron ou de ses agents, ou des agents des
autorités locales. Les soldats de toutes les
armes et les gens de mer firent sous le bâton
leur apprentissage et leur service. Que de
guerriers, en Europe, sont encore sujets à la
schlague, au *knout*. Avant une meilleure ci-
vilisation, les maîtres torturaient à volonté
leurs serfs et leurs débiteurs, soit pour les
punir ou s'en faire payer, soit pour obtenir la
confession de quelques fautes. Les lois de
l'Etat et ensuite les règles impies des inquisi-
tions sommaient les prévenus ou convaincus
de méfaits, ou de paroles, ou d'opinions réputées
criminelles, à la torture du bâton ou du fouet
pour les forcer à s'accuser eux-mêmes et de
préparer ainsi leur dernier supplice. La torture
du secret, cette torture prolongée quelquefois
pendant plus de cent jours, plusieurs de nos
instructeurs l'ont imposée, même depuis la

restauration, à des Français constitutionnel-
lement libres. L'esclavage avait fait inventer
la traite humaine des noirs et des blancs, et
cette traite infâme, accompagnée, précédée,
suivie d'iniquités nombreuses ne fut point
encore un crime légal, même pour des Français, tandis que le Code et les usages punis-
saient les délits comme de grands crimes et de
simples contraventions comme de graves
délits.

LA BASTONNADE CHEZ LES
EGYPTIENS ET CHEZ LES ISRAELITES

Chez les Egyptiens ce châtiment était sans
doute fort en usage. Voici comment il est
figuré dans un hypogée trouvé en Egypte,
creusé et sculpté dans le roc : le patient, mis
à nu, est couché sur le ventre, un exécuteur lui
tient les pieds assujettis, un second lui
tient les bras allongés au-dessus de la tête,
pendant qu'un troisième fait agir le fatal
bâton. Une scène pareille en peinture, se voit
dans un monument de Thèbes. Dans cet
hypogée, le spectacle est précisément tel qu'on
peut le voir en nature journellement, et plusieurs fois par jour répété avec une grande

prestesse dans les rues et dans les places du Caire.

Chez les Israëlites, parmi lesquels l'esclavage était admirablement adouci, finissant à la septième année sabbatique et à chaque jubilaire, Moïse avait conservé la peine de la bastonnade, modifiée pourtant avec prudence et humanité.

Ni le roi, ni le pontife, ni aucun des levites, n'avait droit personnellement de faire bâtonner ni même de censurer, d'excommunier personne ; et la juridiction criminelle n'appartenait qu'à l'assemblée des juges, qui étaient des espèces de jurés.

En second lieu, la peine était modérée par une défense expresse de faire donner jamais plus de quarante coups de bâton : « de peur, dit la loi, que le mal ne soit trop grand, et que ton frère ne soit indignement traité sous tes yeux. » La loi voulut aussi que le nombre des coups fût proportionné au délit. Par l'usage de la tradition, ces quarante coups furent réduits à trente-neuf. Malgré cette fixation à trente-neuf coups, on a lieu de croire que la bastonnade hébraïque était quelquefois, par abus de puissance, un châtiment très cruel. On peut en juger d'après cette horrible réponse que le roi Roboham, séduit par ses jeunes courtisans, fit au peuple qui le suppliait d'adoucir le joug dont son père Salomon, déserteur de la sagesse, les avait chargés : « Mon père vous frappait avec de simples fouets ; et moi, je vous frapperai avec des fouets armés de fer. »

Autre singularité qui ne se trouve point chez les autres nations ; le roi, le chef de la synagogue le grand pontife, les prêtres courroucés furent sujets à la bastonnade comme les autres citoyens.

LA BASTONNADE EN PERSE,

DANS L'INDE, EN GRÈCE, EN AFRIQUE

ET EN AMÉRIQUE

LA BASTONNADE EN PERSE,

DANS L'INDE, EN GRÈCE, EN AFRIQUE

ET EN AMÉRIQUE

LA BASTONNADE EN PERSE
DANS L'INDE, EN GRÈCE, EN AFRIQUE
ET EN AMÉRIQUE

Les mœurs et les usages des Indous multiplièrent beaucoup la peine de la bastonnade. On voit dans leur code antique révélé à Manou, par lui transmis à son fils Bhrigou et aux Brahamines et observé encore de nos jours, que les voleurs doivent être punis par des coups d'une massue de bois ou d'un bâton de fer, et que l'Indou peut châtier à coups de fouet ou avec une baguette de bambou, sa femme, son fils, son serviteur, sa servante, son disciple et son frère puîné. D'après ces dispositions et d'autres semblables, on ne sera pas étonné que la morale s'appelle en langue sanscrite le régime du bâton : *dandaniti*.

Une idée analogue se retrouve dans le sens de ce proverbe hébreu : « Epargner le bâton à son enfant, c'est le haïr. »

Plutarque dit qu'en Perse, on voulait fouetter de verges, pour leurs fautes, les seigneurs mêmes. Artaxercès Longue Main fut le premier qui ordonna que, pour les punir de leurs fautes, leurs habits seulement seraient fouettés et au lieu d'arracher les cheveux de la tête, il ordonna qu'on leur ôterait seulement leur tiare ou leur haute coiffure, par forme de punition. « Ainsi le privilège, type constant du despotisme, s'étendait alors jusqu'à la manière de recevoir des coups de bâton. Lorsqu'une fois le privilège était introduit, bientôt il n'est plus rien à quoi les privilégiés ne parviennent à l'étendre. « Les grands, honorés de la bastonnade par ordre du prince, allaient le remercier, dit Strobée, de ce que le grand roi avait bien voulu se ressouvenir d'eux (1). »

De la Perse, de la Syrie et de l'Indoustan, le régime discrétionnaire du bâton, des ver-

____

(1) Strobée. *De regno*, ch. CXLII.

ges ou baguettes s'était répandu dans l'Afrique, pays de servage, dans toute l'Asie, vouée continuellement au despotisme public et privé. Les hordes indosythes et des aventuriers d'Egypte, de Syrie, le portèrent dans la Macédoine et dans la Grèce, libres comme on peut l'être en des lieux où, sur dix hommes, on comptait neuf esclaves. L'Asie, l'Afrique et l'Europe l'ont transmis à l'Amérique avec la traite des noirs.

LA BASTONNADE EN CHINE

C'est particulièrement chez les Chinois, qu'on a si bien qualifiés de peuple serf mené par les Tartares; c'est dans les lois romaines, dans les lois germaniques et dans la jurisprudence musulmane, dans le droit ecclésiastique et militaire des Européens, dans les usages des Anglais, des Allemands et des Russes qu'il est curieux de considérer la bastonnade et la flagellation.

La Chine, dont on a préconisé la sage constitution, est à bien des égards une monarchie très despotique. On peut s'y racheter de l'esclavage, mais la quantité des esclaves y est énorme, et l'expérience a prouvé qu'il n'y a

point de liberté, ni de justice véritable, à
moins qu'elles n'existent pour tous les individus. Un peuple soumis à l'arbitraire, ou seulement qui a des esclaves, ne saurait être difficile sur la liberté. Chez un tel peuple, la loi,
les juges, les administrateurs, ne ménagent
point l'honneur des hommes ; l'improbité raffinée y devient très commune et la morale publique n'y est guère que de l'hypocrisie. Le
régime du bâton est universel en Chine, et le
pan-tsée ou l'humiliante bastonnade y est une
correction très fréquente, imposée par commandement verbal, et même pour des torts
qu'il vaudrait mieux abandonner à la conscience de chacun. Par exemple, les fils, petits-
fils ont leurs épouses qui se négligent dans le
soin de servir père et mère, aïeuls ou aïeules,
de sang ou d'alliance, sont condamnées à cent
coups de *pan-tsée*. Il y a même peine pour
un frère cadet qui a dit des injures à son
aîné.

Suivant les lois impériales de Chine, comme
d'après les lois impériales de Rome, fondées
également sur le despotisme public et sur l'es-

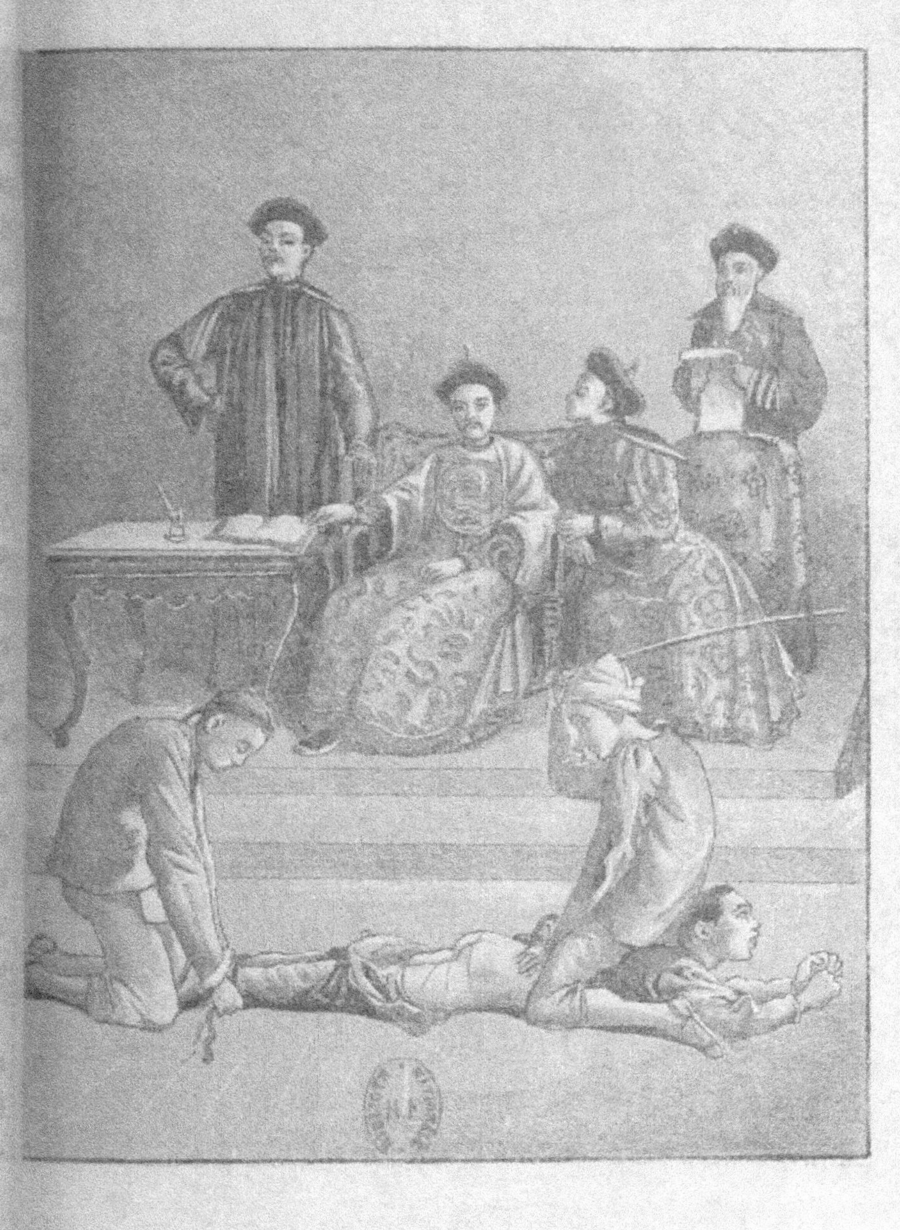

clavage privé, ces indignes corrections n'entachent point l'honneur. Il n'est pas rare que l'empereur chinois fassent subitement bâtonner les plus hauts personnages, les plus illustres mondains et ses plus familiers courtisans. Ils s'y résignent sans humeur, et sont admis aussitôt après cette punition civile, à rendre au prince leurs respects et leurs affectueux hommages. De même, les hauts magistrats font bâtonner, et quelquefois en pleine audience, les citoyens ou les magistrats leurs subordonnés. Les principales peines correctionnelles en Chine, pour les militaires, sont le bâton pour le Chinois d'origine et le fouet pour le Mantchou.

Voici le cérémonial du *pan-tsée*, tel qu'il se pratique dans la Cour du sublime ciel et dans les tribunaux ; il est tout à fait digne de la gravité chinoise. Des employés d'usage en pareil cas, dociles au moindre mot, au moindre geste, s'emparent du délinquant, le couchent à plat ventre et abaissent son haut-de-chausse jusqu'aux talons. L'un d'eux lui tient les jambes liées avec une corde ; l'autre assis à califourchon sur le dos du patient, sur ses épaules, lui applique à son aise les coups de bambous, ni moins de 10 ni plus de 100. Il se pourrait que le condamné mourût sous les coups ; mais s'il survit il se relève, c'est d'abord pour incliner son front trois fois jusqu'à terre, afin d'élever ensuite ses humbles regards et sa voix adoucie jusqu'au magistrat, et de le remercier en bonne forme, du soin qu'il a pris de corriger le défaillant.

Si le condamné est d'une santé faible, son fils ou quelque autre de sa famille, ou même un étranger, moyennant salaire, peut être admis à se faire bâtonner en l'acquit du coupable. Une fois l'ordre énoncé, la chose n'est plus qu'une forme nécessaire, il importe peu que ce soit le patient, mais il faut que tout soit accompli dans les règles.

LA BASTONNADE SUIVANT LE DROIT

ROMAIN

LA BASTONNADE SUIVANT LE DROIT ROMAIN

En consultant le droit romain sur le régime du bâton, on apprendra des particularités morales et philosophiques très intéressantes.

Voici d'abord un trait que nous fournit saint Isidore de Séville (1). « Tarquin le Superbe inventa, dit cet évêque, la bastonnade et les autres supplices, et il mérita l'exil. »

Un texte de Cicéron, conservé par saint Augustin, nous apprend que les décemvirs, qui rédigèrent la loi des douze tables, y avaient appliqué au délit d'injures par écrit public, la peine d'être bâtonné jusqu'à la mort. Des tyrans seuls ont pu faire une pareille loi.

Dans la suite la loi Porcia exempta de toute

(1) Saint Isiridore. *Origines*, livre V.

peine corporelle les citoyens romains qui préféraient s'exiler. Mais les proscriptions et le gouvernement impérial, en détruisant les libertés politiques, rétablirent les anciens supplices et le régime du bâton, même pour les citoyens. Cependant on dispensa prudemment de la bastonnade les *honnêtes gens*, on n'y assujettit que les petites gens. Leur réputation en souffrait un peu, nous dit une loi des Pendectes; mais ces mêmes Pendectes affirment que ce châtiment servile n'emporte point d'infamie. Justinien, dans une de ses *Nouvelles*, osa soumettre des ecclésiastiques à la bastonnade. Afin de mieux séparer, par des privilèges, les hommes libres d'avec les esclaves, il fut établi que, pour le même délit, ceux-ci seraient fouettés, c'est-à-dire frappés à nu avec des baguettes, des courroies, des nerfs de bœuf, etc.; mais qu'il ne serait infligé à nu, aux hommes libres, que des volées de coups de bâtons.

Cependant il paraît que, suivant l'usage, cette distinction gracieuse et délicate ne s'observait pas toujours, ou bien que la baston-

nade était quelquefois aussi cruelle que réellement avilissante, ou enfin que le cercle des
petites gens était bien élargi. On en jugera
par le fait suivant que nous a conservé Sui-
das :

« Le philosophe Hiéroclès d'Alexandrie
était un esprit supérieur et un orateur admirable ; par l'abondance et le choix de ses
expressions et de ses pensées, il ravissait
tous ses auditeurs. Sa fermeté, sa grandeur
d'âme, relevaient encore l'éclat de son talent,
et il le fit voir dans une circonstance remarquable que voici. Étant allé à Byzance, où il
s'approcha des hommes du pouvoir, il fut
pour quelque motif, ou sous quelque prétexte,
traîné devant le tribunal et battu, flagellé devant le juge par six exécuteurs. Indigné de
ce traitement barbare, il recueillit dans sa
main le sang qui découlait de ses plaies, et
le jetant au visage du juge, il lui dit comme
Ulysse à Poliphème, qui venait de dévorer
deux compagnons du héros : — Tiens, Cy-
clope, bois de ce vin, après que tu as mangé
de la chair humaine. »

Les guerriers romains, et sans doute aussi les équipages des flottes romaines, étaient soumis à la bastonnade. Polype nous atteste que les condamnés souvent expiraient sous les coups ; Tacite et d'autres écrivains montrent, par plusieurs traits d'histoire, que ce genre de supplice fut, dans les années des Empereurs, un principe de sédition et la perte de discipline qui favorisa les invasions des barbares. Finissons ce qui a trait aux Romains ; chez eux le nombre de coups n'était pas déterminé pour le citoyen ni pour le guerrier ; tous étaient flagellés à la discrétion de l'ordonnateur. Enfin l'usage était que tout homme esclave ou traité comme esclave fût condamné pour de légers délits à être flagellé. C'est ce qui explique certains détails les plus odieux de l'histoire de la Passion dans les Évangiles.

LA BASTONNADE
APRÈS LA CHUTE DE L'EMPIRE ROMAIN

Les Barbares qui se partagent l'Empire Romain usaient aussi de la bastonnade ; mais un peu plus réservés que les Empereurs, ils n'y soumettaient que les esclaves et les colons, espèces d'esclaves alors ou censés tels. La grosseur du bâton pénal fut déterminé par la loi salique. L'on remarque dans les lois de ces troupes de barbares, qu'ils faisaient comme les Romains, donner à nu la bastonnade. Le nombre des coups était fixé, non pas à trente-neuf pour quarante, selon l'usage des Hébreux ; non pas de dix à cent comme en Chine, mais de soixante à deux cents et même à trois cents coups. Ces coups en si grand nombre pouvaient faire penser que chez ces barbares l'exécuteur frappait moins violemment que chez les Romains; cependant on voit dans Grégoire à Tours que le condamné à ce châtiment expirait parfois sous le bâton.

L'étude du droit romain étant devenue florissante au XIIIᵉ et au XIVᵉ siècle dans la, plus grande partie de l'Europe, les bacheliers, les licenciés, les docteurs en droit, trop enthousiasmés de leurs grades et de leur supériorité du *Digeste* et du *Code* sur les statuts et les usages du régime féodal, firent avec un zèle imprudent, recevoir et prévaloir les institutions impériales. Ce fut ainsi que s'établirent partout en Europe la bastonnade et la flagellation. Ainsi nos juges, nos gradués civils et ecclésiastiques condamnèrent arbitrairement les hommes libres à passer par les verges en public, ou bien sous la *custode*, c'est-à-dire dans la prison. Mais, doctement, il en exemptèrent les nobles comme les plus honnêtes gens. L'ordonnance forestière du bon roi Henri IV, de 1601, et celle du grand roi

Louis XIV, en 1669, enjoignirent de condamner pour les délits de chasse, les gentilshommes à l amende, et les roturiers à la flagellation.

Une législation analogue s'établit généralement dans l'Europe. Selon différentes lois françaises du XVIIe siècle, on passait les soldats par les verges, et l'on fouettait dans les carrefours les femmes de mauvaise vie, tandis qu'on en fouettait d'autres sous la custode avec un discernement d'autant plus libre de la part des juges, que les peines étaient arbitraires suivant l'usage de ce temps-là. Enfin les chefs militaires de la cour avaient irrité les soldats français en essayant de les soumettre de fait aux coups de plat de sabre à discrétion ; c'était une sorte de bastonnade.

Nous en étions, en France, à ce dégré d'érudition et de sagesse en 1789. Même après la révolution, dans nos bagnes, la bastonnade était de rigueur. Voici comme elle est décrite dans les *Considérations sur les bagnes* (1823).

« Ce châtiment consiste à appliquer sur les reins un certain nombre de coups, avec une corde goudronnée de l'épaisseur d'un pouce. En un instant la chair est déchirée, des tumeurs nombreuses s'élèvent, se gonflent, se crèvent, et une rigole sanglante est creusée sous les coups redoublés. Ah ! s'il se pouvait qu'un homme sensible, un magistrat fût présent à cette exécution ! Quelle ne serait pas son indignation, si, voyant les lambeaux de chair pendante, le sang qui ruisselle, s'il entendait les plaintes du patient et l'accent féroce de celui qui crie au bourreau : Pique garçon, l'on dirait que tu es mort; pique donc, coupe, coupe ! — Etonnez-vous ensuite quand les journaux vous apprennent qu'un forçat vient d'éventrer froidement un ou plusieurs gardiens ou autres préposés, et qu'il a fallu tuer quatorze forçats à coups de fusils et à bout portant ! Par quelle connivence ou négligence de pareilles scènes sont-elles possibles ? Arrivent-elles dans notre siècle et au milieu de nous ? »

En Europe, nous l'avons dit, la bastonnade a été longtemps en vigueur envers les militaires et elle l'est encore dans certains pays comme la Russie.

Nous plaçons ici deux anecdotes françaises peu connues, et des temps passagers où l'on essaya vainement de soumettre nos soldats aux volées de coup de bâton.

Voici la première : M. de Saint-Germain, ancien jésuite, ministre de la Guerre, avait retenu de ses premières écoles quelques vieux préjugés, quelques idées jésuitiques; il méconnut assez le caractère national pour tenter d'introduire la bastonnade par coup de plat de sabre à volonté dans l'armée française. Il faillit la soulever et se vit forcé de renoncer à imiter la discipline allemande. On cite la vigoureuse réponse d'un grenadier français à l'officier qui pour lui faire endurer un pareil châtiment, lui disait : — Mais c'est à coup de plat de sabre, mais c'est avec un instrument militaire et honoré que l'on va vous frapper et non pas avec un bâton ni avec des verges. — Mon capitaine, dans mon sabre, je ne connais de militaire que le tranchant !

La seconde est plus récente et non moins remarquable. Lorsque Napoléon eut rappelé les émigrés, et qu'il en eut placé plusieurs dans l'armée, quelques-uns d'entre eux avaient réussi à introduire la *schlague* dans plusieurs corps de cavalerie. Cette nouveauté dura quelque temps et causa de vifs murmures que des ordres supérieurs firent bientôt cesser, en prohibant toute peine de bastonnade.

En Portugal il y avait, au XIVe siècle, un roi grand justicier, c'était don Pedro Ier, qui s'amusait beaucoup à rendre lui-même ce que les flatteurs pourraient appeler bonne et brève justice. Ayant un jour entendu mal parler des mœurs de l'évêque de Porto, il le fit venir à la cour, s'enferma seul avec lui, le dépouilla de ses mains, *le mit à nu et lui donna la ques-*

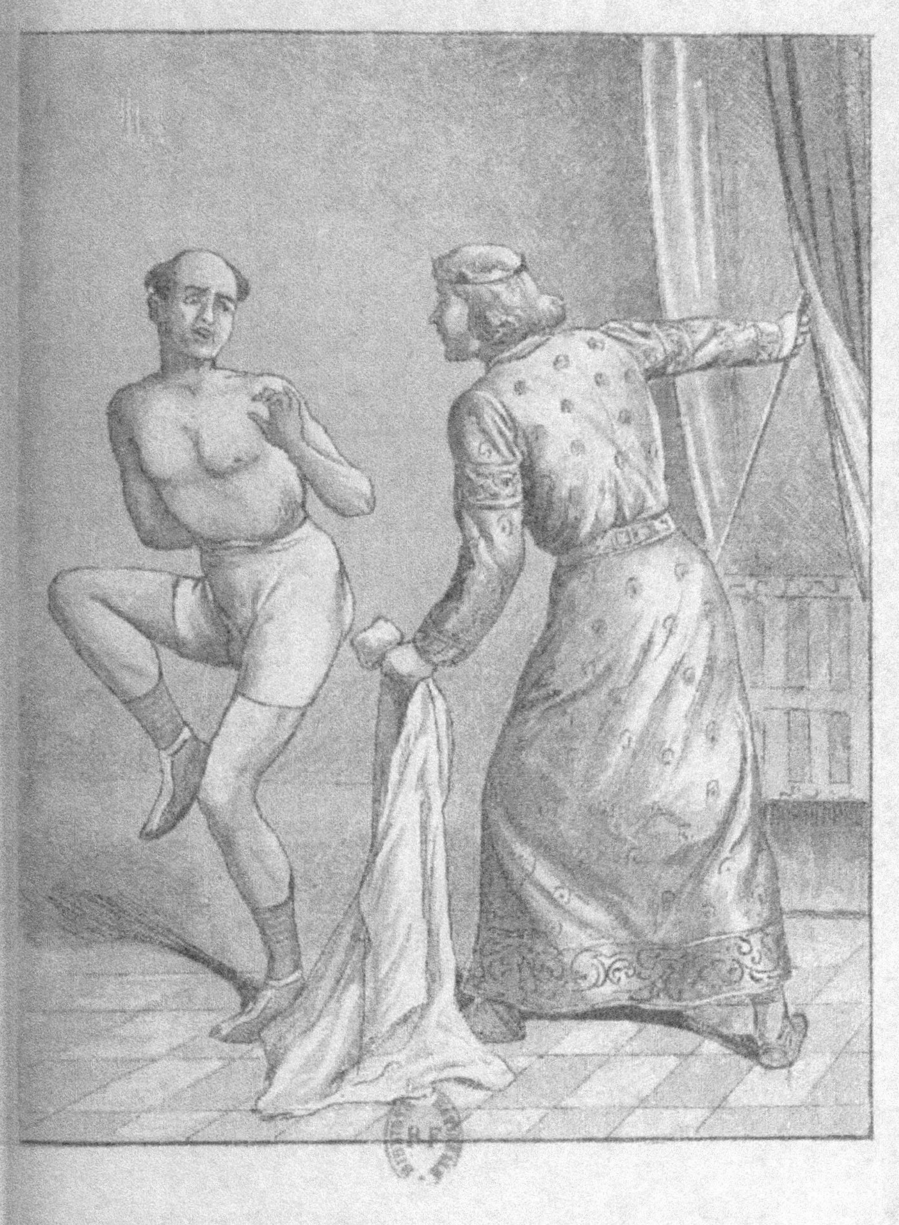

tion à coups de fouets pour découvrir si ce prélat n'était point adultère (1).

En Prusse, le père de Frédéric II prenait la peine de bâtonner lui-même les dames et les ministres du culte, comme ses officiers, et lui-même bâtonnait les soldats. Cela se passait vers 1740, en Allemagne, pays néanmoins bien lettré. Que n'arriva-t-il pas en ce genre dans les parties de l'Europe tardivement civilisées ?

Dans l'immense empire de Russie, ce genre de supplice s'appelait *battoques*. Voici les formes de ce genre de bastonnade, décrit par Voltaire : On met à nu le patient, on le couche sur le ventre, puis deux bourreaux le frappent sur le dos avec leurs baguettes, jusqu'à ce que le juge ait dit : c'est assez. — Les colonels peuvent être ainsi traités par les mains de leurs soldats, et sont encore obligés de remercier.

Un nommé Jacob, natif de Dantzick et

(1) *Los chronices dos Rois de Portugal*, 1773, t. II.

commandant d'artillerie en second, fut sous
le czar Pierre condamné au châtiment des
battoques, il s'en vengea au siège d'Azof ; il
encloua les canons qui lui étaient confiés, entra dans la place, se fit musulman et la dé-
fendit avec succès.

LA BASTONNADE

CHEZ LES MUSULMANS

LA BASTONNADE CHEZ LES MUSULMANS

Les Musulmans admirent la bastonnade
juive pour les personnes libres, et le châtiment du fouet pour les esclaves et les eunuques. La bastonnade et le fouet se donnent
chez eux par les eunuques, jusque dans le
sérail; s'il faut en croire Montesquieu, on y
fouette jusqu'aux épouses et concubines. Et
comme les trente-neuf coups pour quarante
avaient lieu chez les juifs, dès le temps de
saint Paul, ainsi qu'on le voit dans sa seconde lettre aux Corinthiens, la même chose
a lieu chez les Musulmans, qui se distinguent
des autres peuples, en la faisant donner sur
sur la plante des pieds.

Ils permettaient de se rédimer avec de l'argent qu'on donne au juge, et de se faire bâtonner en la personne d'un substitut passif à qui l'on paie sa complaisance. Comme en Chine on faisait administrer cette correction cruelle, sans formalité et sans commandement verbal.

A la Mecque, dans le centre de la foi musulmane, au XIVe siècle, on a puni longtemps de la bastonnade ceux qui buvaient du café ou qui en vendaient. Mais par bonheur, il a été découvert depuis, et sciemment décidé que le bon *feftah*, après un long usage, que le café est vraiment la boisson légitime des amis de Dieu !

LA BASTONNADE
CHEZ LES ECCLÉSIASTIQUES

A Rome, si quelque Vestale avait laissé éteindre le feu sacré confié à sa garde, elle était fouetté de verges, à nu, par le grand pontife ou par son ordre.

Dans l'Europe catholique, l'autorité spirituelle condamnait à la bastonnade, au fouet, et même à la marque ou au pilori. Dès le ve et le vi^e siècles, cette autorité qui n'est pas de ce monde, autrement qui n'en doit pas être, et qui en est beaucoup trop, osa se mettre çà et là à mener, avec des formes judiciaires à la bastonnade ou à la fustigation, diverses classes de pécheurs. Cet abus s'introduisit d'abord dans les monastères orientaux, et dans les lieux déserts, d'où il passa dans les règles de saint Benoît et autres statuts d'ordres réguliers d'hommes et de femmes.

Bientôt les évêques s'arrogèrent, sur les clercs, le même droit que les abbés et les prieurs exerçaient sur leurs moines ; les laïcs même ne furent pas exempts de la fustigation publique donnée par l'évêque ou son official et enfin par les chanoines de la cathédrale, ou par les prêtres pénitenciers, avec les verges que le pénitent devait lui apporter et leur présenter.

Les moines, les prêtres, les diacres furent par des canons très spéciaux, exemptés de la fustigation abbatiale. Mais le moine Godescale l'avait subie avec un grand appareil, en présence de l'empereur Charles le Chauve ; et Otger, évêque de Spire, la souffrit au x° siècle, en vertu d'un jugement du pape Jean XII. Les conciles de Béziers, en 1223, et celui de Taragone, en 1224, ordonnèrent cette peine

contre les hérétiques ; elle fut souvent mise
en exécution contre eux, lorsqu'il n'était
pas encore d'usage tout à fait habituel de les
brûler vifs, ou de les enfermer pour la vie
entre quatre murs.

Ce ne fut qu'au xvi° siècle qu'il fut, en
France, défendu aux officiaux et à tous les
ecclésiastiques, alors juges d'un contentieux
prétendu spirituel, de condamner à la peine
du fouet par la main du bourreau. Ce dernier
retour à l'ordre public fut l'ouvrage du Par-
lement. Sans doute, Louis XVI et l'Assemblée constituante firent mieux de couper le
mal par la racine, en abolissant les officiali-
tés ou tribunaux extérieurs et autres contentieux spirituels.

Il ne faut pas oublier qu'alors les princes
voulaient bien se laisser juger et déposer par
les évêques ou par le pape, ou par ses légats,
alors qu'ils ne se refusaient pas à subir la
peine ecclésiastique de la fustigation la plus
solennelle. On en a plusieurs exemples :

Le prince Raymond VI, comte de Toulouse, fut, de son consentement et comme suspect d'hérésie, fouetté de verges publiquement, à la porte de l'église de Saint-Gilles, à Valence, d'après le jugement et par les mains de Milon, le légat du pape.

Henri II, roi d'Angleterre, se soumit à la même peine.

Louis VIII, ecclésiastiquement jugé coupable pour avoir continué de prétendre à la couronne d'Angleterre, lorsque le pape la lui avait ôtée, après la lui avoir donnée, expia cette rébellion en consentant par écrit à payer au pape le dixième de ses revenus de deux ans, et à se présenter nu-pieds, à la porte de l'église Notre-Dame, à Paris, avec des verges, pour être fouetté par les chanoines. On assure qu'il ne le fut que sur le dos de ses chapelains.

De même notre Henri IV, en 1595, après avoir abjuré l'hérésie, reçut publiquement à Rome, du pape Clément VIII, l'absolution et

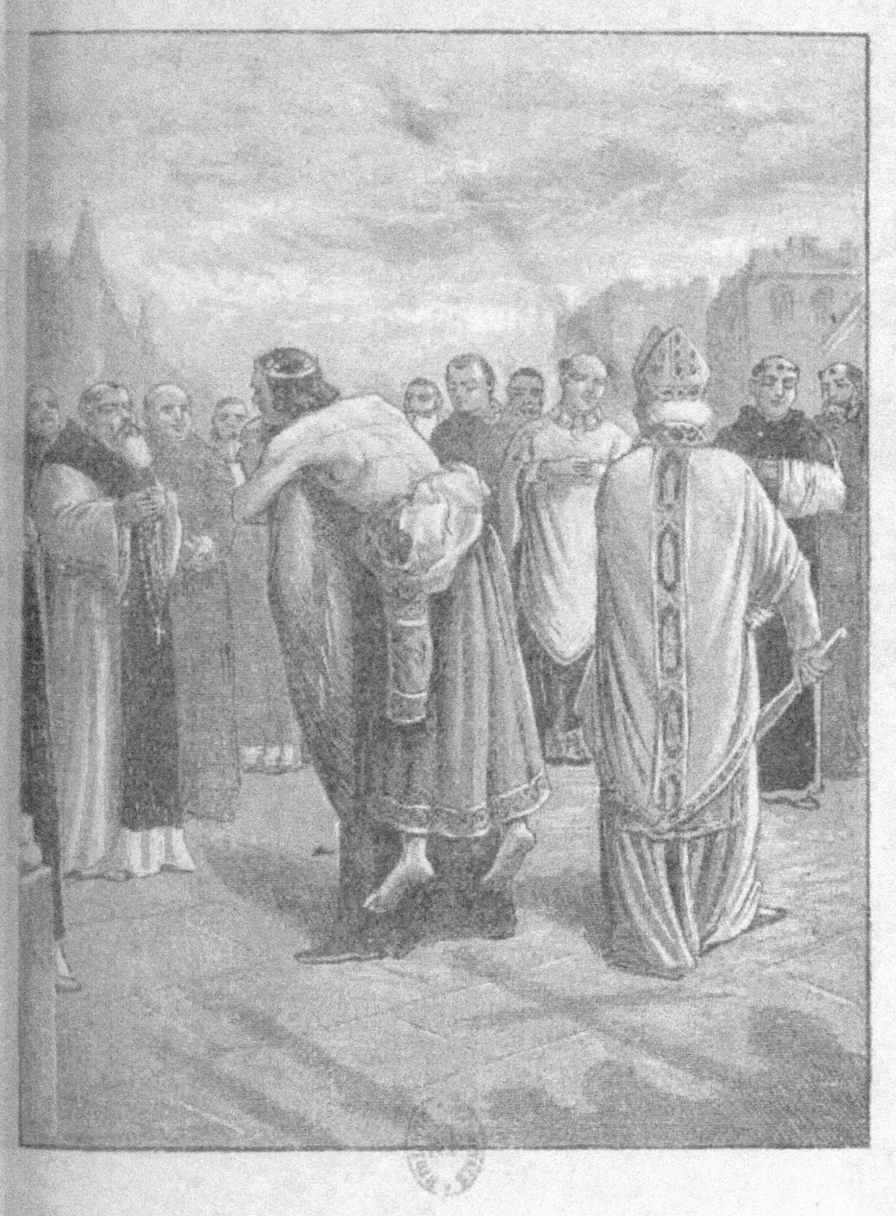

les coups de verges pénitentiels, sur les épaules de ses deux ambassadeurs, les cardinaux du Perron et d'Ossa.

Au xviiie siècle, au Paraguay, les Jésuites avaient renouvelé les flagellations correctionnelles, ils fouettaient sur les fesses nues, même les pères et les mères de famille. Mais ce qu'on a le plus reproché aux Jésuites dans ce genre, c'est le fouet donné aux écoliers dans leurs collèges, et les inconvénients et les graves désordres favorisés par ces flagellations.

DES VERGES ET DES MARTINETS

DANS LES ÉCOLES ET LES

COLLÈGES

Il est certain que l'on ne doit pas reprocher aux Jésuites l'invention de la flagellation, puisqu'elle est aussi ancienne que l'esclavage, puisqu'elle fut si longtemps autorisée par un certain droit impérial et royal, monacal, inquisitorial et papal ; puisque leur fondateur, lorsqu'il étudiait en l'Université de Paris, y recevait le fouet, au collège Sainte-Barbe, à l'âge de plus de 33 ans ; mais on doit s'étonner qu'ils l'ont pratiqué sans cesse, quoiqu'ils fussent bien instruits et de l'utilité réelle et des grands dangers de cette correction, par Quintilien et par Montaigne.

Voltaire a dit à ce sujet : « Il est abominable qu'on inflige un pareil châtiment sur les fesses, à des jeunes garçons et à des jeunes filles.

« C'était autrefois le supplice des esclaves. J'ai vu, dans des collèges, des barbares qui faisaient dépouiller des enfants presque entièrement ; une espèce de bourreau, souvent ivre, les déchirait avec des longues verges qui mettaient le sang à leurs aines. D'autres les faisaient frapper avec douceur et il en naissait un autre inconvénient ! »

Depuis l'expulsion des Jésuites, il n'a été guère question, en France, de fouetter les jeunes gens dans les collèges, ni dans les pensions, quoique cela se pratique encore dans certaines maisons de province, notamment chez les frères des écoles chrétiennes.

VANDA

UNE VICTIME DES ABERRATIONS

ATAVIQUES

Nonchalamment étendue sur un amoncel-
lement de coussins d'Orient, dans un boudoir
de même style, Vanda semblait dormir, car
le demi-jour qui pénétrait dans la pièce par
des vitraux de couleur enveloppait tous les
objets d'une pénombre qui empêchait de les
bien distinguer lorsqu'on venait du dehors.

C'est ainsi qu'on eût pu supposer que Vanda
sommeillait. Mais après un court séjour dans
le somptueux boudoir, on eût constaté que la
délicieuse créature était bien éveillée, que ses
yeux grands ouverts regardaient fiévreuse-
ment la lourde pendule de bronze placée sur
la cheminée et dont le tic-tac monotone
était le seul bruit qui s'entendît dans la pièce
capitonnée, du haut en bas, de brocard.

Vanda était dans tout l'épanouissement de
sa beauté. Agée de vingt-six ans, grande, mince,
d'une pureté de lignes irréprochable, elle avait
un teint d'une nuance indéfinissable, tenant à

la fois de la créole et de la tartare ; ses yeux noirs, langoureux, avaient, dans les moments de calme, la douceur du velours, et prenaient un éclat féroce au moindre froncement de son sourcil. L'expression troublante de ce visage était encore accentuée par une chevelure ondulée et crépue, aux reflets de diamant noir.

Ses lèvres aux contours sensuels mais d'un dessin parfait étaient entrouvertes comme pour solliciter le baiser et laissaient voir l'admirable ivoire de ses dents, et ses narines roses et transparentes ne cèssaient de palpiter, comme mues par une volupté jamais assouvie.

On devinait en cette femme captivante et hautaine l'être créé pour exercer et imposer toutes les passions de la chair et les raffinements voluptueux, et l'attrait sensuel qui se dégageait d'elle était irrésistible. Aussi, nombreuses étaient les pitoyables victimes qui avaient tenté d'occuper une place, même infime, dans le cœur de cette moderne Phryné.

Vanda était originaire de Russie. Venue jeune à Paris, avec des parents exilés miséreux, elle avait, dès l'âge de douze ans, vendu des fleurs dans les établissements de nuit. Elle avait eu son premier amant à quatorze ans.

Elle lui avait cédé machinalement, sans réflé-
chir, pour quelques louis, parce qu'il lui avait
parlé plus brusquement que les bellâtres qui
l'abordaient d'ordinaire. D'ailleurs elle l'avait
trompé sur son âge en se donnant dix-huit
ans et lui avait déclaré avoir eu d'autres
amants avant lui, grande fut donc la surprise
de cet homme lorsqu'il s'aperçut qu'il était le
premier à tenir dans ses bras ce beau corps de
vierge qui, dès le premier baiser, avait frémi
sous son étreinte, et il le fit remarquer à
Vanda. Celle-ci, l'entendant prononcer le mot
de « sacrifice », lui objecta qu'il lui avait
rendu, au contraire, un service.

Cette enfant l'intéressa. Comme il était riche, il l'installa. L'ivresse qu'il goûta auprès
d'elle fit bientôt se métamorphoser l'intérêt
qu'elle lui avait inspiré, en une réelle et profonde passion. Mais le naturel hautain de
Vanda se lassa de cette dépendance. Elle le
dit à son amant et lui déclara qu'elle entendait
dominer sans être asservie ; elle ajouta, sans
vergogne, que sa nature ardente exigeait d'autres raffinements que les uniformes enlacements du même amant.

Le malheureux dut obéir. Mais il passait

désormais ses nuits sous les fenêtres de sa tortionnaire, dont il voyait l'ombre se profiler sur les vitres et il devinait les orgies, les frénétiques enlacements auxquels elle s'adonnait et qui en six mois avaient fait de lui un vieillard. Une nuit qu'il avait aperçu Vanda entièrement nue, attirant dans ses bras un homme à la silhouette duquel il reconnut son meilleur ami, il se logea un balle dans la tête. Le bruit de la détonation fit sursauter Vanda, qui se dégagea de l'étreinte de son nouvel amant. Affolée, elle se précipita vers la fenêtre et, apercevant le corps inerte du désespéré, elle sonna ses gens et leur donna l'ordre de le transporter sur le champ dans la chambre où elle se trouvait.

Tout, dans la pièce, suintait la lubricité et le rut : la nudité de Vanda et celle de l'homme affalé et hébété, soufflant et gémissant en travers le sopha, son corps zébré de rayures rouges sanguinolentes, le parfum aphrodisiaque emplissant l'atmosphère, les gravures obscènes et les livres érotiques encombrant les tapis et ayant dû servir de piment aux sens émoussés du mâle épuisé par le raffinement de ce vampire, de cette pieuvre sans pudeur et sans pitié.

— Eh bien ! s'écria Vanda, s'adressant à la loque humaine étendue à ses pieds, tu ne te sens pas encore en état de tenir la fin de ton pari ; tu sais bien que ce n'est qu'à cette condition que je serai à toi. Du courage ! Allons, un peu d'énergie ! Dois-je douter de ton amour ?

L'effet de ces dernières paroles fut magique : d'un bond Mario L… — c'était le nom du nouvel amant — fut debout, mais à peine se fut-il redressé que Vanda leva le bras et que sa main, armée d'une cravache à pomme d'or, s'abattit, cinglant les reins du malheureux, qui poussa un cri de rage, tandis qu'elle comptait : trente-neuf, encore un, et son bras s'abattit une dernière fois sur le dos de sa victime, dont le sang, cette fois, coula par petits filets le long de sa cuisse.

Vanda exultait, elle jeta au loin sa cravache, bondit vers Mario, qu'elle enlaça passionnément, agrafant sa bouche à ses lèvres, dont elle aspirait l'haleine brûlante, couvrant de baisers son corps meurtri et aspirant le sang qui s'échappait des blessures qu'elle avait faites.

Lui, fou de joie et de désir, sentait renaître

ses forces et, dans un dernier effort, la précipita sur le sol, où enfin il eut la récompense
promise, qui dépassa tout ce qu'il avait pu
espérer d'inouï et d'affolant. Lorsque Vanda
lui rendit la liberté, elle comptait un esclave
de plus.

Cette scène avait eu lieu en moins de temps
qu'il n'en faut pour l'écrire, car à peine les
deux amants se furent-ils redressés, qu'on
frappait à la porte et que le domestique dé-
posait sur le coussin le malheureux qui venait
de tenter de se tuer.

Il respirait encore. Déshabillez-le ! com-
manda Vanda. Le son de cette voix ranima le
blessé. « Vanda, dit-il en rouvrant les yeux,
un baiser, un seul, je vous en supplie, et je
mourrai heureux. »

— Tu auras ton baiser, répondit Vanda,
mais pas avant d'avoir été châtié de la folie
que tu as commise en cherchant à mourir.

Sur ces mots, elle prit dans une coupe de
cristal, qui se trouvait à portée de sa main,
un petit flacon en vermeil dont elle approcha
l'ouverture des lèvres entr'ouvertes du mori-
bond, qui, non sans efforts, en avala le contenu.

L'effet ne se fit pas attendre. A peine une minute se fut-elle écoulée, que ses lèvres se colorèrent, ses yeux prirent un éclat inquiétant pour tout autre que Vanda, qui attendait ce moment pour se précipiter vers sa victime et l'embrasser avec transport.

Ces baisers enivrants lui rendirent toute son énergie. Saisissant sa maîtresse, il la serra contre lui, enchevêtrant ses membres dans les siens, lui pétrissant les chairs, lui mordant les cheveux, couvert de sueur et poussant des cris inarticulés ressemblant au croassement du corbeau.

— Je meurs, rugit-il, ma Vanda, viens... je t'en supplie... ne me refuse pas cette joie suprême...

— Tu me fais mal, laisse-moi ; tout à l'heure je tiendrai ma promesse, mais auparavant je t'infligerai le châtiment que tu mérites.

D'un bond elle fut debout et, s'emparant d'un fouet à triple lanière, elle en frappa les reins de Boris à coups redoublés.

Il implorait sa grâce, pleurant et se traînant sur les genoux comme un enfant ; elle, les cheveux épars sur ses épaules nues, redoublait

ses coups et ne cessa de frapper que lorsque
le sang inonda le corps du malheureux ; alors
elle poussa un cri de triomphe et de rage, se
précipita sur lui, se vautrant sur ce corps dé-
charné et meurtri qu'elle noya de baisers et
d'amour.

Lui râlait d'épuisement et de bonheur.

— Je peux mourir à présent, dit-il, j'ai en-
trevu le ciel, — et dans un dernier sursaut de
volupté, il rendit le dernier soupir, qui fut
aspiré par Vanda, laquelle, toujours à l'affût
de sensations nouvelles, restait étendue inerte
sur ce cadavre. Soudain elle poussa un cri
terrible : du même fouet dont elle venait de
frapper le mort, Mario, qui avait assisté, im-
passible, à toute cette scène, venait de se sai-
sir, et lui en administrait une correction
effrayante. Elle se redressa, grinçant des
dents, et se précipita sur lui pour le désarmer,
mais ils trébuchèrent, enlacés, sur le cadavre
de Boris et tombèrent ensemble sur le tapis,
où ils restèrent embrassés, oubliant leur souffrance, tandis que leur esprit, torturé, voguait
dans un monde inconnu où régnait l'amour
puissant et éternel.

Il appartient à des savants tels que les

docteurs Lombrozo, Metchnikoff, Fournier, Roux et autres d'expliquer scientifiquement les causes de l'effrayante dépravation dont Vanda était atteinte et de s'expliquer sur la troublante question des responsabilités en matière de criminalité.

Quant à nous, bornons-nous à constater des faits, à en rechercher les origines morales ou matérielles.

Malheureusement, dans notre faiblesse de conception, nous sommes tous plus ou moins enclins à pardonner aux êtres sympathiques et faibles les fautes les plus graves.

Nous trouvons même souvent de bonnes raisons pour atténuer sinon pour excuser certains de leurs crimes, tandis que nous sommes sans pitié pour des malheureux moins favorisés par la nature, vilains ou disgracieux ; ils seront condamnés impitoyablement pour des fautes légères et des crimes excusables.

C'est ainsi qu'un beau parleur doué d'un physique agréable rencontrera de la clémence chez des juges qui devraient être sans pitié pour lui, vu sa valeur intellectuelle et son éducation, et ces mêmes juges infligeront la peine la plus sévère à un malheureux totalement illettré, sachant à peine s'exprimer et ne payant pas de mine. C'est cependant ce dernier qui a droit à toute leur indulgence, car la plupart du temps il a été abandonné à lui-même dès sa plus tendre enfance, les mauvais exemples foisonnaient sous ses yeux, il a grandi dans la fange et vécu dans le vice, sans parler des tares ataviques qui doivent jouer un rôle considérable dans le développement des instincts chez l'enfant.

Dans ces conditions, l'engoissante question du droit à la vie se pose dans son entier. A-t-on le droit ou le devoir d'arrêter la gestation d'un enfant dans le sein de sa mère s'il a été conçu dans des conditions qui ne peuvent laisser aucun doute sur la naissance d'un infirme ou d'un dégénéré? Nous adressons cette question aux hommes éminents, sur les données desquels nous nous basons pour nous exprimer comme nous le faisons.

Etant donné ce qui précède, examinons dans quelles conditions naquit l'héroïne de ce récit, et si nous l'osons, condamnons-la. Le jury, cher lecteur, ce sera vous, si vous le voulez bien.

Le père de Vanda, le comte Rouzoff, né à Poltava, en Russie, s'était vu, par suite de la mort prématurée de ses parents, à l'âge de vingt-deux ans, à la tête d'une fortune considérable. A cette époque, il faisait son droit à l'université de Moscou, se destinant à la carrière diplomatique. Il s'était fait remarquer par son zèle et sa haute intelligence et l'avenir le plus brillant lui semblait réservé lorsqu'il perdit ses parents. Dès lors, ce jeune homme, qui n'avait cessé d'être tenu sous la sévère tutelle d'un père aussi austère qu'énergique et qui avait chargé un précepteur d'une vertu farouche de veiller sur son fils, se trouva soudain libre, délivré du joug paternel et disposant d'une fortune énorme qui lui permettait de satisfaire jusqu'à ses moindres fantaisies.

Tout d'abord, il voyagea, fit le tour du monde en compagnie d'une comédienne dont il s'était follement épris, mais celle-ci se lassa rapidement de cette vie nomade et le quitta un jour, pendant une escale, avec un officier de marine rencontré en route.

Nicolas, c'était le nom du jeune homme, fut très affecté de cette première trahison fémi-

nine et chercha l'oubli dans l'orgie. Le pays
où il se trouvait à ce moment était propre à
toutes les agapes, car momentanément il
s'était fixé à Bombay, cette Lesbos de l'Asie,
le berceau du vice et de la débauche la plus
raffinée.

Il faudrait plusieurs volumes pour narrer les
aventures de toutes sortes, les fêtes orgiaques,
les débauches les plus effrénées auxquelles se
livra le comte Rouzoff, et nous aurons bientôt,
peut-être, l'occasion d'écrire cet ouvrage, au
sujet duquel nous réunissons en ce moment
tous les documents historiques de l'époque.

Les excès sexuels ne furent, hélas ! pas les
seuls auxquels s'adonna le comte ; les fumeries
d'opium et de hachich et l'abus des boissons
alcoolisées contribuèrent à hâter l'affaiblisse-
ment de tout son organisme. Il fut mis en demeure par les médecins de cesser immédiate-
ment cette existence qui le précipiterait sans
cela dans l'abime le plus horrible. Il était
guetté, en effet, par la paralysie ou la maison
d'aliénés.

En présence de ce péril, il résolut de quitter
les Indes et de gagner l'Algérie, où il comptait de nombreux amis français, anciens amis

de ses parents. qui lui ouvriraient leur foyer et lui rendraient le calme et la santé.

Après quelques mois d'un séjour qu'aucun fâcheux incident ne vint troubler, il semblait renaître peu à peu à la vie, grâce aux soins dévoués et assidus que lui prodiguèrent les Dufour et, en particulier, Marguerite Dufour, délicieuse et angélique créature qui s'était juré de ramener dans la bonne voie cette brebis égarée.

Elle y réussit en partie, et c'est avec un réel enthousiasme qu'elle constatait les progrès réalisés chaque jour dans l'état du malade.

En apparence, en effet, il semblait avoir recouvré la santé, mais n'en était pas moins épuisé, tant au moral qu'au physique ; son cœur, cependant, s'il avait été blessé, n'était pas mort, et il put rendre à Marguerite l'amour qu'il avait su lui inspirer, et il n'hésita pas à l'épouser, avec d'autant plus de bonheur qu'il l'aimait passionnément, — il le croyait du moins.

Les premiers temps de cette union ne furent troublés par aucun nuage. Nicolas semblait adorer sa femme et elle était heureuse et fière de l'œuvre qu'elle avait accomplie.

Mais, hélas! l'amour pur et vrai, les joies saines et paisibles de la famille qui, durant un instant, semblaient si bonnes et si douces au cœur blessé et au cerveau ébranlé du comte, ne pouvaient suffire à cet homme épuisé, auquel le souffle bienfaisant d'une compagne resplendissante de jeunesse, de santé et de dévouement rendait momentanément une vie et une vigueur purement factices.

Il n'osa cependant avouer à sa femme, qui l'interrogeait sur les causes de son changement à son égard, qu'il était déjà las de la banalité du lit conjugal et qu'il fallait autre chose à son bonheur.

Marguerite, cependant, devina et comprit, avec la subtilité spéciale à celles qui aiment, que si elle voulait s'attacher son mari à jamais, c'était au prix de sa dignité, de son bonheur même. Elle n'hésita pas.

Elle consentit à tout. Les orgies succédèrent aux orgies. D'abord dans les endroits réservés à ce genre de divertissement. Puis, peu à peu, ses sens aiguisés ne se contentèrent plus des professionnelles de la débauche,

elle employa tout son talent de charmeuse à
subjuguer ses amies, mariées ou jeunes filles,
et, il faut l'avouer sans chercher à l'expliquer
pour le moment, elle ne rencontra que peu de
résistances. La plupart se récriaient tout
d'abord, puis cédaient à la curiosité, pour
obéir bientôt au plaisir.

Des scènes inouïes de débauche se succé-
daient chez les Rouzoff, dont la santé était,
cette fois, irrévocablement compromise, et
c'est à la suite ou pendant l'une de ces agapes que fut conçue Vanda, qui ne devait
jamais connaître ses parents, car son père
mourut ruiné, deux mois avant sa naissance,
et sa mère succomba en lui donnant le jour.

L'enfant fut élevée jusqu'à l'âge de six ans
par des amis de la famille, puis placée en
pension, où ses instincts pervers purent se dé-
velopper tout à leur aise.

C'est dans de telles conditions que naquit
et grandit l'héroïne de ce récit ; c'est ainsi
qu'elle fut confiée dès sa plus tendre jeunesse
à des étrangers indifférents, quand, plante
frêle issue d'une souche pourrie, elle aurait
eu tant besoin des soins dévoués, patients et
éclairés d'une mère saine de corps et d'esprit.

Elle ne séjourna que deux années dans le pensionnat, d'où elle fut renvoyée par suite de ses nombreux écarts de conduite et de ses penchants au vice.

Les amis de son père ne voulurent pas assumer la dangereuse responsabilité de l'élever chez eux, craignant son contact pour leurs propres enfants. Elle fut envoyée en Russie, où des parents malheureux, sur le point de s'exiler, l'adoptèrent ; c'est avec eux qu'elle arriva à Paris.

Nous avons laissé Vanda, au début de ce récit, nerveuse, impatiente, presque anxieuse, semblant attendre quelqu'un.

Avec le caractère que nous lui connaissons, une telle attitude dénote qu'une véritable révolution a dû s'opérer dans tout son être, et la cause d'un tel changement chez une semblable créature ne peut être le résultat que d'une passion nouvelle plus violente, plus impétueuse que toutes les précédentes.

Toute la fougue érotique de cette nymphomane a, en effet, été terrassée par l'amour, ce sentiment auquel tout le monde et surtout elle se croyait inaccessible et que dédaigneusement elle repoussait du talon, s'il menaçait parfois de la frôler et dont elle se jouait chez ceux à qui elle avait su l'inspirer.

Vanda aimait, elle aimait follement, comme elle seule était capable d'aimer, avec le dévouement d'une mère, la loyauté d'une vierge, la férocité d'une Agrippine.

Elle aimait un homme qui jamais ne répondrait à cet amour éperdu que par une pitié profonde, et cet homme, c'était le docteur Maurice Bonal, le fils de sa modiste qui, à peine âgé de trente ans, était en passe de devenir célèbre. C'est lui qui la soignait depuis deux ans et qui, connaissant mieux que personne la raison des troubles physiologiques dont elle se plaignait, lui avait dit : « Vous serez sauvée le jour où vous aimerez avec votre cœur ». Elle lui avait obéi, mais malheureusement le remède devait être pire que le mal.

Le père et l'oncle du docteur Bonal, ingénieurs des mines, avaient péri ensemble dans une catastrophe, laissant, l'un un fils, l'autre une fille, Jeanne, déjà orpheline de mère.

Les malheureux, au début de leur carrière, ne laissaient aucune fortune, et Mme Bonal dut se mettre au travail pour élever les deux enfants, encore en bas âge.

Ayant appris la mode, elle s'établit dans cette partie, et grâce à son bon goût et à ses nombreuses relations, sa maison ne tarda pas à prospérer, lui permettant de donner une bonne instruction à ses deux enfants. Maurice, après de brillants examens, fut reçu médecin à vingt-cinq ans. Jeanne obtint le premier prix de piano au Conservatoire.

Les deux jeunes gens avaient vécu de la même vie, avaient les mêmes goûts, les mêmes aspirations et ils s'étaient juré depuis longtemps d'unir leurs existences. La noblesse de leur caractère, l'élévation de leurs sentiments, la tendresse de leurs cœurs, tout les rapprochait et leur mariage devait être célébré dans quelques semaines.

Vanda, excellente cliente de la mère, lui avait adressé de nombreuses pratiques, et Mme Bonal l'avait priée de penser à ses enfants le cas échéant, c'est-à-dire qu'elle fût la première élève de Jeanne et la première malade de Maurice. Ce dernier manifesta bien quelque crainte au sujet de la fréquentation de cette névrosée pour sa cousine, mais il céda aux instances de sa mère, qui ne voulait pas vexer une aussi bonne cliente, et il n'en fut plus question.

Dès que le docteur entra chez Vanda, il remarqua l'état de surexcitation extraordinaire auquel elle était en proie.

— Vous êtes plus nerveuse encore que d'habitude, lui dit-il d'un ton affectueux.

— Docteur, répondit-elle, je suis malade, bien malade, et c'est vous qui avez involontairement causé cette aggravation.

Maurice parut stupéfait.

— Je ne pense pas mériter ce reproche, dit-il, je connais à merveille votre état, qui n'était que trop facile à diagnostiquer, et je ne vous ai jamais ordonné de médicament qui ne soit approprié à votre cas.

— C'est juste, reprit Vanda, mais l'un de ces remèdes ne se rencontre pas dans la pharmacie, on doit le chercher soi-même, et si on a le bonheur de le trouver, son effet peut être aussi néfaste que salutaire.

Le docteur, gardant le silence, ne semblait ni comprendre ni se souvenir.

Vanda continua :

— Vous m'avez conseillé d'essayer d'aimer

avec mon cœur. J'ai réussi, hélas ! au-delà de mes désirs. J'aime de toute la force de mon âme, mon cœur ne palpite plus que pour celui que j'aime, ma vie lui appartient, je me contenterai d'être son esclave, mais lui ne m'aime pas et ne peut m'aimer, il ne m'aimera jamais. Mais que je m'offre à lui sous l'une ou l'autre de ces qualités, il me repoussera également.

— Il est triste, répondit Maurice, que la fatalité vous ait fait jeter votre dévolu sur un tel homme, mais peut-être vous faites-vous une fausse idée des sentiments de ce monsieur, qui vous aime peut-être sans oser vous l'avouer.

Vanda pâlit affreusement, elle porta ses mains à son cœur, qui battait à rompre sa poitrine.

— Serait-ce possible, se dit-elle. M'aime-t-il ? Non ! non ! ce bonheur n'est pas fait pour des créatures de mon espèce. De tels hommes ne s'abaissent pas jusqu'à nous. Il peut leur arriver de se prêter un instant, ils ne se donnent jamais.

Maurice, voyant qu'elle allait défaillir,

s'était précipité vers elle, mais déjà elle était remise et lui dit :

— Ce n'est rien. un malaise passager, cela m'arrive parfois.

— Vos nerfs sont surexcités à outrance ; il faut du calme à tout prix.

— Ce n'est cependant pas dans l'état actuel de mon cœur que je puis espérer le calme.

— Mais, madame, reprit Maurice, en admettant même que les sentiments de ce monsieur ne répondent pas aux vôtres, vous êtes trop jeune et trop jolie pour désespérer de l'avenir et, pour moi, la seule raison qui pourrait empêcher celui que vous aimez de répondre à votre amour serait une autre affection.

A ces mots, Vanda se dressa d'un bond, ses yeux lançaient des éclairs, ses lèvres étaient frémissantes.

— Je suis maudite ! s'écria-t-elle, il en aime une autre, j'aurais dû m'en douter.

Maurice était atterré. Dans sa droiture et sa loyauté, il ne comprenait pas encore et ne s'expliquait pas que ses dernières paroles aient pu provoquer une telle crise.

— Je vous en prie, madame, dit-il en lui

prenant les mains pour la contraindre doucement à se rasseoir, calmez-vous, je n'ai émis
qu'une hypothèse, et il est probable que je me
suis trompé; ne voyez dans ces paroles qu'une
supposition sans importance que l'avenir dé-
mentira certainement, car vous êtes trop
belle et trop désirable pour aimer un homme
qui ne réponde sans bonheur à l'affection d'une
femme telle que vous.

— Malheureux ! s'écria-t-elle, superbe
d'exaltation, me tortures-tu à plaisir et se-
rais-tu aveugle à ce point de ne pas encore
avoir compris que c'est toi que j'aime — et
tu en aimais une autre !...

Après cet effort sur son orgueil, cet aveu
échappé de son cœur, elle poussa un cri terrible, un cri déchirant qui fit frémir Maurice
de tout son être et, levant les bras au ciel,
elle tomba à la renverse sur le tapis, en proie
à une crise effrayante. Bonal était comme hébété, il regardait ce corps superbe se tordant
à ses pieds dans d'atroces convulsions, il se
demandait ce qu'il avait fait pour provoquer
cet amour chez cette malheureuse, qu'il avait
toujours traitée très amicalement, pour laquelle il se sentait une profonde compassion,

mais il ne se souvenait pas avoir jamais prononcé une parole équivoque ou galante. Vainement il se mettait l'esprit à la torture pour se reconnaître coupable de la moindre inconséquence, mais il ne trouvait rien.

D'ailleurs, il avait deux grandes amours qui absorbaient tout son être: Jeanne et la science. Il ne lui restait ni le désir, ni le loisir de s'attarder aux amourettes.

Il prodigua, tout en procédant à cet examen de sa conscience, des soins dévoués à Vanda, lui faisant respirer des sels, absorber des cordiaux, mais ses efforts restaient vains. La syncope persistait et après avoir fait étendre la malade sur son lit, il se retira, en indiquant les soins à lui prodiguer, déclarant qu'il reviendrait dans la soirée.

Il revint en effet et apprit avec satisfaction que Vanda avait rouvert les yeux, mais qu'elle n'avait pas prononcé une parole.

Il pénétra dans la chambre; dès que Vanda l'aperçut, elle se dressa sur son lit, éclatant de rire, d'un rire hideux, satanique, affreux, un rire qui fit pleurer tous les spectateurs de cette scène horrible.

Vanda était folle.

M. VILLEFRANCHE.

PIÈCES EN VERS

SUR LA FLAGELLATION

PIÈCES EN VERS SUR LA FLAGELLATION

CHANSON POUR DANSER

Ne veux-tu pas t'arrêter ?
          Tu me veux
          Malheureux,
     Tu veux me baiser :
Ne vois tu pas que ma mère
A toujours les yeux sur moi,
Et qu'elle dit en colère
Que j'aurai tantôt le fouet ?

Elle me défend toujours
          De parler,
          De traiter,
     De discours d'amour ;
Et d'une mine sévère,
Me montrant le bout des doigts,
Elle me dit en colère
Que j'aurai tantôt le fouet.

Laisse là mon petit cœur,

Menacer,

Crier,

N'ai point de peur

Malgré sa mine sévère,

Je te jure sur ma foi,

Bien qu'elle soit en colère,

Je t'exempterai du fouet.

Faut-il pour un passe temps

Qui commence

Et finit,

Presque en même temps,

Que je sois à la misère

D'une mère qui me voit,

Et qui me dit en colère

Que tantôt j'aurai le fouet.

*(La Carybayne des artisans, 1647,
et Anthologie satyrique, tome VII.)*

AIR DE COUR

Hé ! vous voylà sons haut-de-chausse !
Vous en aurez, monsieur l'amour ;
Je feray faire vostre sausse
Par les bons pages de la Cour.
        Vous estes un coureur,
Un petit follet imensé ;
Si j'étois vostre gouverneur,
Mon anda, vous seriez fessé.

Ce friollet est plus vollage
Qu'un fils de putain de laquais,
Qui de son flambeau brusle un page,
Les sourcils, les yeux et le nez.
   Il n'a jamais de repos
Qu'il n'en ait quelqu'un offensé ;
C'est un petit ange aux ergots
Qui mérite d'être fessé.

Quand il rencontre la Vernée,
Il vole droit sur ses cheveux,
Et lorsqu'il la voit mutinée,
Il se campe dans ses yeux
     Tantôt dedans son sein.
Et dedans son manteau plissé :
C'est où le fils, petit mutin
Se met de peur d'estre fessé.

Un jour, comme il menait Thénie,
Sautenay, Faucan et Sourdy,
Il quitta là leur compagnie
Pour caqueter avec Vitry.
     Bourdaille en eust esprit,
Qui luy dit : Monsieur le fessé,
Ma fique, sans aucun répit
Vous serez en nuit bien fessé.

En dépit de vos matrassades,
Et de votre chestif garrot,
Vostre arc, vos jeux et vos fléchades,
Fussiez-vous le beau Cipriot.
     Si serez-vous fessé.
Sur vostre cul, monsieur l'Amour,

Car vous avez trop offensé
Les belles nymphes de la Cour.

Quand ce follet d'humeur joyeuse
Guide le soir ou le matin
Béthune, Rebours ou Fosseuse
Saint-Gelais et Ville Savin
    Chacun lui fait honneur.
Pour crainte d'en estre offensé :
Si toutes estoyent de mon humeur,
Hé ! Jésus, qu'il seroit fessé !

(La fleur des chansons amoureuses,
Rouen, 1600.)

LE COLLÉGE DES JÉSUITES

Lâchons ici notre aiguillette
En mémoire de ce saint fou,
Qui se fit casser le genou
Pour avoir la jambe bien faite (1).
C'était un plaisant rossignol,
Que ce patriarche Espagnol,
Mais que ses héritiers sont rogues !
D'où vient qu'étant si triomphants,
Ils sont devenus pédagogues,
Et fouetteurs de petits enfants.
C'est ce que tout le monde explique
Selon son animosité :
L'un dit que c'est par vanité ;

L'autre que c'est par politique.
    Pour moi, qui suis sans passion,

(1) Ignace de Loyola.

Je jugerai cette action

Avec plus de prud'hommie,

Et soutiens plus prob...

... c'est par pure sodomie,

Et ce n'est pas sans fondement !

(Cl. *Le Petit, Chronique scandaleuse.*)

Poème.

Loin de ces prisons redoutables,
Où Pluton, aux ombres coupables
Fait sentir son juste courroux.
Il est dans les enfers des asiles plus doux,
Là, des myrtes touffus forment des verts ombrages
Qui n'ont rien des horreurs de l'éternelle nuit.
Des ruisseaux y coulent sans bruit,
Des pavots languissants couronnent leurs rivages
On voit parmi les fleurs qui parent ce séjour

Hyacinthe et Narcisse et cent autres encore

Qui, sujets autrefois de redoutable amour,

Ont passé sous les lois de Flore.

Dans les sombres détours de ces paisibles lieux

Plusieurs amants dont la mémoire

Doit vivre à jamais dans l'histoire,

S'occupent encore de leurs feux.

L'ambitieuse imprudente

Qui voulut voir Jupiter

Armé de la foudre éclatante

Rappelle ce plaisir qui lui coûta si cher,

La jeune Amante de Céphale

En soupirant pour voir ce vainqueur,

Chérit cette flèche fatale

Dont il lui perça le cœur.

Héro, d'une main tremblante,

Tient la lampe étincelante

Qui lui servit seulement

A voir périr son amant,

Ariane roule en colère,

Ce fil, triste instrument d'un horrible attentat,

Trop malheureux, hélas ! d'avoir trahi son père !

Pour n'obliger qu'un ingrat.

Phèdre chancelante et confuse

Baigne, mais trop tard de ses pleurs

L'écrit où sa main accuse

De trop criminelles ardeurs.

Moins coupables cent fois et plus à craindre qu'elle,

Et Didon et Thisbé vont se frapper le sein :

D'un perfide ennemi l'une a le fer en main,

L'autre celui d'un amant trop fidèle.

De leurs douleurs l'amour voulut être témoin,

De couvrir son carquois il avait pris le soin.

Les arbres épais d'un bocage,

L'ombre épaisse d'un nuage

Adoucirent en vain l'éclat de son flambeau.

On reconnut soudain cet ennemi nouveau

On l'entourait, et la troupe rebelle

Lui préparait des tourments inhumains.

L'amour ne bat plus que d'une aile,

Il se soutient à peine et tombe entre leurs mains.

Pour désarmer ces juges implacables,

En vain l'amour veut des fleurs.

13.

On enchaîne ces mains qui portent dans les cœurs

Des coups inévitables.

Attaché sur un myrte, en proie à leurs fureurs,

Il va de mille morts éprouver les horreurs ;

Partout les clameurs menaçantes

Ont étouffé ses plaintes languissantes.

L'une l'effraye avec ce fer sanglant

Qui finit de ses jours les déplorables restes ;

L'autre avec le débris encore étincelant

D'un bûcher, de sa mort théâtre trop funeste,

De ses pleurs endurcis par le pouvoir des Dieux

Myrrha fait contre lui de redoutables armes,

Leur poid va l'accabler : pauvre amour ! ses alarmes

Ne puniront que toi de son crime odieux.

L'amour veut invoquer sa mère

Et par ses pleurs et par ses cris.

Vient-elle à son secours ? Non, Vénus en colère

Insulte encore aux tourments de son fils ;

« Ah ! dit-elle à son tour, qu'il éprouve ma rage ;

Je n'ai que trop souffert de cet audacieux.

Des filets de Vulcain, des ris malins des Dieux

Je n'ai pas oublié l'outrage ;

C'est Vénus en courroux qui menace ; tremblez !

Sa main s'arme aussitôt d'un gros bouquet de roses

De leurs boutons à peine écloses :

Déjà sous ses coups redoublés,

D'une main, hélas ! trop sûre,

Le sang rejaillit et couvre la verdure

Qui pare l'immortel séjour ;

Arrêtez ! Déesse irritée,

S'écrie avec transport la troupe épouvantée,

Lorsque nous respirions le jour,

Une planète infortunée

Fit nos malheurs ; ce ne fut pas l'amour.

(Nouveau choix de Poésies,
par Dauchet, 1715.)

L'AMOUR FOUETTÉ

Jupiter, prête-moi ta foudre,
S'écria Lycoris un jour :
Donne que je réduise en poudre,
Le Temple où j'ai connu l'Amour,
Alcide que ne suis-je armée
De ta massue et de tes traits,
Pour venger la terre alarmée,
Et punir un Dieu que je hais !
Médée, enseigne-moi l'usage
De tes noirs enchantements,
Formons pour lui quelque breuvage
Egal au poison des Amans.
Ah ! si dans ma fureur extrème
Je tenais ce monstre odieux !...
Le voilà, lui dit l'Amour même,
Qui soudain parut à ses yeux.
Venge-toi, punis si tu l'oses ;
Interdite à ce prompt retour,
Elle prit un bouquet de roses

Pour donner le fouet à l'Amour.
On dit même que la bergère,
Dans ses bras n'osant le presser,
En frappant d'une main légère
Craignait encore de le blesser.

*(Bernard, Trésor du Parnasse,
Londres. 1770).*

LA DISCIPLINE

Conte.

Une femme se confessa,
Le confesseur à la sourdine
Derrière l'autel la troussa
Pour lui donner la discipline.
L'Epoux non loin de là caché,
De miséricorde touché
Offrit pour elle dos et fesses.
La femme y consentit d'abord :
Je sens dit-elle ma faiblesse,
Mon mari sans doute est plus fort,
Sus donc, mon père, touchez fort,
Car je suis grande pécheresse.

(*Bernard de la Monnoie*).

LES RÉVÉRENDS PÈRES

Air : *Bonjour mon ami Vincent.*

Hommes noirs d'où sortez-vous !
Nous sortons de dessous terre.
Moitié renards, moitié loups,
Notre règle est un mystère,
Nous sommes fils de Loyola :
Vous savez pourquoi on nous exila.
    Nous rentrons ; songez à vous taire,
Et que vos enfants suivent nos leçons.
        C'est nous qui fessons
        Et qui refessons,
Les jolis petits, les jolis garçons.

Un pape nous abolit :
Il mourut dans les coliques ;
Un pape nous rétablit :
Nous en ferons des reliques.

Confessons pour être absolus ;
Henri quatre est mort qu'on n'en parle plus.
Vivent les rois bons catholiques !
Pour Ferdinand VII nous nous prononçons
Et puis nous fessons,
Et nous refessons
Les jolis petits, les jolis garçons.

Par le grand homme du jour
Nos maisons sont protégées.
Oui, d'un baptême de cour
Voyez en nous les dragées
Le favori par tant d'égards
Espère acquérir de pieux mouchards.
Encore quelques lois de changées,
Et pour le sauver, nous le renverserons,
Et puis nous fessons
Et nous refessons,
Les jolis petits, les jolis garçons.

Si tout ne changeait dans peu,
Si l'on croyait la canaille.
La Charte serait du feu
Et le monarque de paille.

Nous avons le secret d'en haut ;
La charte de paille est ce qu'il nous faut,
C'est literie pour la prêtraille.
Elle aura la dime et nous les moissons.
Et puis nous fessons
Et nous refessons,
Les jolis petits, les jolis garçons.

Du fond de certains palais
Nous dirigeons nos attaques
Les moines sont nos valets :
On a refait leurs casaques.
Les missionnaires sont tous
Commis voyageurs trafiquant pour nous.
Les capucins sont nos cosaques :
A prendre Paris nous les exerçons.
Et puis nous fessons
Et nous refessons,
Les jolis petits, les jolis garçons.

Enfin reconnaissez-nous
Aux âmes déjà séduites.
Escobard va sous nos coups
Voir vos écoles détruites.

Au Pape rendez tous ses droits.
Léguez-nous vos biens et portez nos croix ;
Nous sommes, nous sommes jésuites ;
Français, tremblez-tous, nous vous bénissons !
Et puis nous fessons
Et nous refessons,
Les jolis petits, les jolis garçons.

(Béranger, 1819).

Non le livre des flagellants
N'est pas fait pour flatter les sens ;
C'est une grossière ignorance
De qui pense l'avoir bien lu.
Il nous dit seulement : *pour faire* pénitence,
Il ne faut pas montrer le cul.

(Et. Pavillon.)

CANTIQUE DE SAINTE GENEVIÈVE

C'est Geneviève dont le nom
De nos badauds avec raison
   Orne la métropole :
A Dieu de tout temps elle plut,
Dès le berceau même il voulut
Qu'elle aima sa, qu'elle aimât sa,
Qu'elle aimât sa... parole.
A dix ans pour se corriger,
On la voyait se fustiger,
Quatre fois la semaine ;
  Et pour tous les trésors des Rois
Elle n'eut pas passé le mois
Sans faire sa... neuvaine.

   (Cartes théologiques. Bruxelles, 1879.)

LE FOUET

A l'âge de douze ans, pour certain grave cas
      Que je sais, et ne dirai pas,
      Lise du fouet fut menacée.
    A sa maman, justement courroucée,
      Lise répondit fièrement ;
      Vous avez tout lieu de vous plaindre,
      Mais pour le fouet tout doucement,
Je suis d'âge à l'aimer et non pas à le craindre.

                (*Joujou des demoiselles.*)

CHOPINEL.

Jean de Meun, qu'on nommait autrement Chopinel
Avait fait quelques vers contre l'honneur des femmes.
Ces vers étaient sanglants ; une troupe de dames,
        Pour venger l'opprobre éternel
Qu'il faisait à leur sexe en les traitant d'infâmes,
        Voulut en faire un châtiment,
Qui servit aux auteurs du même caractère,
        D'exemple et d'avertissement.
Ces dames dans le Louvre avaient leur logement ;
Chopinel, bel esprit y venait d'ordinaire ;
Cela rendait la chose assez facile à faire ;
Il ne fut question que de savoir comment,
Dans ce palais était une chambre écartée,
On trouva le moyen de l'y faire venir :
        Aussitôt la troupe irritée
Parut en bon état et prête à le punir.

De verges chaque dame avait une poignée.
Quelques seigneurs cachés étaient de leur complot,
Le pauvre Chopinel était pris comme un sot,
Implora leur clémence, eut recours aux prières,
Tâcha de les fléchir, fila doux, en un mot,
Tenta tous les moyens de se tirer d'affaires ;
     Mais cela ne servit guère.
     Les dames voulaient l'étriller ;
Et toutes à l'envi de leur colère extrême
     Disaient : Il faut le dépouiller.
     — Je me dépouillerai moi-même,
     Leur dit-il, mais auparavant
     Daignez m'accorder une grâce.
Ce n'est point le pardon, mon forfait est trop grand
Je suis un téméraire, un perfide, un méchant,
     Je mérite votre disgrâce,
Si vous me refusez, sachez que fort souvent
     Dans la fureur on se surpasse.
J'arracherai les yeux, je dévisagerai,
Plus d'une sentence les effets de ma rage.
     En lion me défendrai,
     Et je mettrai tout en usage.
Les dames sur cela jugèrent à propos
D'accorder sa demande. Eh bien, lui dirent elles,
Nous te le promettons, et nous serons fidèles.

Qu'est-ce ? parle donc en deux mots :
— Mesdames leur dit-il, ce que je vous demande,
Est que la plus grande putain
Qui soit dans votre bande,
Donne le premier coup de verge de sa main.
Les dames s'entreregardèrent,
Pas une commencer n'osa,
Toutes, qui de ci, qui de là,
L'une après l'autre s'en allèrent :
Chopinel resta seul, et par là se sauva.

(Baraton. Poésies, 1704.)

Le quatrain injurieux était celui-ci :

Toutes êtes, serez, ou fûtes
De fait, ou de volonté putes,
Et qui très bien vous chercherait,
Putes toutes vous trouverait.

LA FESSE

Pour la fesse
Je professe
Un goût assez saugrenu.
O fesse,
Je le confesse
Ton sujet m'est trop connu !

Pour blason, sur mon écu
Hélas n'ayant qu'une fesse,
Je ne puis pour une *fesse* (1)
Péter plus haut que le cu ;
Pourtant lorsque d'une *fesse*
Je tiens le fessier dodu,
Chaque fesse que je fesse
Me coûte un petit écu.

Pour la fesse, etc.

(1) Fesse, ici, veut dire femme.

En dépit des envieux,
Francs buveurs ou rouges fesses,
Ne laissons jamais les *fèces* (1)
Au fond de notre vin vieux,
Et tout en tuant les fèces.
Ami ce sera le lieu
De faire rougir la fesse
De tous nos fesse Mathieu
   Pour la fesse, etc...

Je me suis interrompu
Faute d'une rime en esse ;
Eh bien ! au diable la fesse !
Quittons ce sujet crépu.
En badinant sur la fesse,
J'ai fait tout ce que j'ai pu ;
Sur ma fesse je m'affaisse,
Et je tombe sur mon cu,
   Pour la fesse, etc...

Si vous goûtez peu l'air
De ma chanson sur les fesses
D'un coup de pied dans les fesses
Flétrissez mon pet-en-l'air

(1) Lie de vin.

Dût-on me briser la fesse,
Je préfère, c'est bien clair
Qu'on me trouve l'air Jean-fesse,
Que d'avoir l'*effet sans l'air*.

Pour la fesse
Je professe
Un goût assez sangrenu ;
O fesse
Je le confesse.
Ton sujet m'est trop connu.

(*T. Duret et Jules Choux,*
Parasse satyrique, XIXe siècle.)

A PROPOS DE LA FULMINADE DE M. DUPIN

CONTRE LE LUXE DES FEMMES

Vieux Dupin, en vain tu fulmines
Dans ton petit livre à deux sous ;
Tu tapes sur les crinolines
Ne pouvant plus taper dessous.

(A.-M. Barthélemy.)

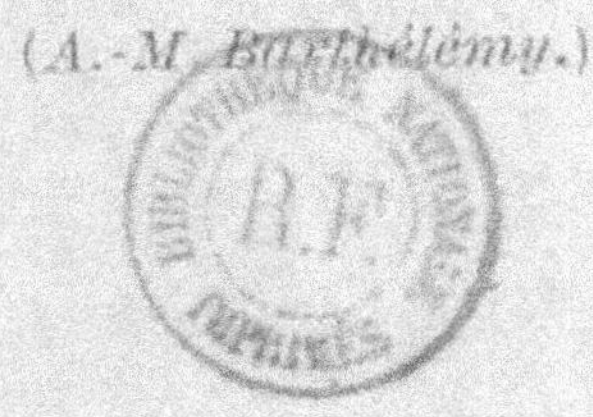

TABLE DES MATIÈRES

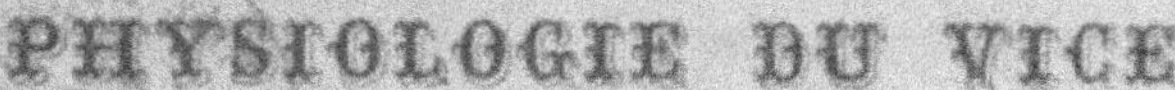

PHYSIOLOGIE DU VICE

Son histoire à travers les âges
par le Docteur JAF

Cet ouvrage, conçu sur un plan tout spécial présente un intérêt considérable, car non seulement l'auteur fait l'historique du vice dans tous les temps, mais encore il en montre les plus diverses, les pratiques les plus infâmes et les excentricités les plus bizarres auxquelles la lubricité, la débauche et la perversité humaines ont pu arriver pour satisfaire les sens.

Extrait des Chapitres. — Dans l'antiquité romaine: Les cunnilingues. Les fellateurs et fellatrices. Scènes et descriptions de ces actes contre nature. Les tribades grecques et romaines. Pratiques lesbiennes. Scènes curieuses. Une leçon de tribadisme. Les tribades. Coutumes. Les vestales de Vénus, initiation d'une jeune fille. Le clitorisme et le saphisme. Les saphistes en ménage. Le ménage à trois. Les saphistes des maisons publiques. Maisons de passe pour saphisme des femmes du monde. Pratique de sodomie dans certains pays. La sodomie dans le mariage. Attouchements obscènes sur des enfants par des femmes. Plusieurs cas de lubricité féminine. Attentats par des Arabes. Goûts immondes des perversions. La flagellation, curieuses circonstances. Cas de bestialité. La masturbation. Perversité des enfants. La masturbation féminine. Pratique et cas bizarres. Mœurs de filles de bas étage, l'amant de cœur. Maisons de tolérance, etc.

Prix : 4 francs franco.

Docteur CAUFEYNON

Avant, Pendant, Après
HYGIÈNE ET PRÉSERVATION

TABLE DES MATIÈRES

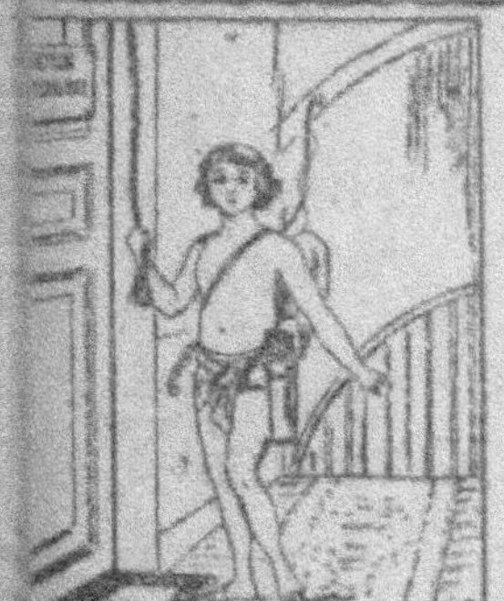

I. *Les maladies vénériennes.* La blennorrhagie. Sa contagiosité. L'écoulement simple et l'écoulement virulent. La goutte militaire. Complications. Ulcérations, le chancre mou et le chancre induré. Les bubons. Vérole constitutionnelle. La contagion médiate et immédiate. II. *Origine du virus.* Ancienneté de la vérole. Erreurs sur l'infection. Le mal du coït. III. *L'impureté.* Les dangers de la première approche. La circoncision. Les bains et les lotions après le coït. IV. *De la prophylaxie publique.* La prévoyance individuelle. La prostitution. V. *Des préservations en général.* Liquides prescrits dans les maisons publiques. Insuffisance des moyens employés. Un moyen VI. *Diagnostic des maladies vénériennes chez la femme.* Moyen de reconnaître la blennorrhagie. Moyen de reconnaître les chancres. VII. *Diagnostic des maladies vénériennes chez l'homme.* Aspect du linge. La palpation de l'organe. La goutte révélatrice. VIII. *Hygiène de l'amour : Avant.* Examens scrupuleux. Lotions préalables. Sages conseils. *Pendant.* Ne pas s'attarder au coït. Les heurts. La main secourable. *Après.* La bêtise humaine ! Le jet d'urine. Les injections. IX. *Les maladies vénériennes et le mariage.* L'influence paternelle et maternelle. La blennorrhagie et le mariage. Erreurs populaires. La gravité de cette contagion. Ses conséquences. **Suivi de Fonctions et Désordres des Organes de la Virilité.**

Prix : 4 francs franco.

OFFENSTADT, Éditeur, 32, rue de Trévise, Paris.

ANTONIN RESCHAL

DÉSIRS PERVERS

Roman passionnel illustré

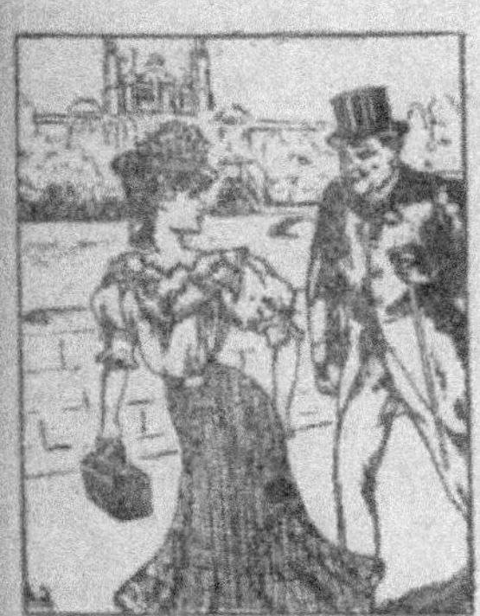

Sous ce titre qui effraie ou qui attire, selon l'état d'âme, Antonin Reschal nous donne un plaidoyer éloquent en faveur du débauché repenti et un hommage loyal et mérité rendu à l'Ouvrière. En parlant de l'œuvre, M. Louis Besse, qui en a écrit la préface, a dit : « C'est un enfant à qui toutes les vieilles demoiselles n'offriront pas des friandises, parce qu'il est brutal et turbulent, espiègle toujours et cynique parfois. »

Le livre s'ouvre sur une magnifique description du Trocadéro, — en l'an de perversité 1900, — où la corruption s'étalait en un rendez-vous toléré de débauches et de passions et, dès la première page, on est pris par la manière captivante de l'auteur qui décrit, avec un art troublant, toutes les splendeurs et toutes les tares de l'*amour*.

Prix : 3 fr. 50

CHARLES VAYRE

Le P'tit Jeune Homme

Tiré de la pièce de Willy et Luvey

Dans ce livre sont relatées les aventures les plus piquantes qui surviennent à une jeune fille déguisée en jeune homme, afin de retrouver et de surveiller son fiancé.

C'est un roman personnel suggestif, d'un parisianisme endiablé.

Un volume 3 fr. 50 franco.

JEAN DE LA HIRE

L'Enfer du Soldat

Ce sont les mémoires, dans toute leur crudité, d'un jeune soldat qui accomplit son service en qualité d'infirmier.

L'auteur ne recule devant aucun détail. Il dit tout. C'est un livre qu'il faut lire et qui se lit avec un intérêt soutenu.

Un volume 3 fr. 50 franco.

Librairie OFFENSTADT, 39, rue de Trévise, PARIS-IX

15.

Le Journal d'une Sage-Femme

Par Mad. X...

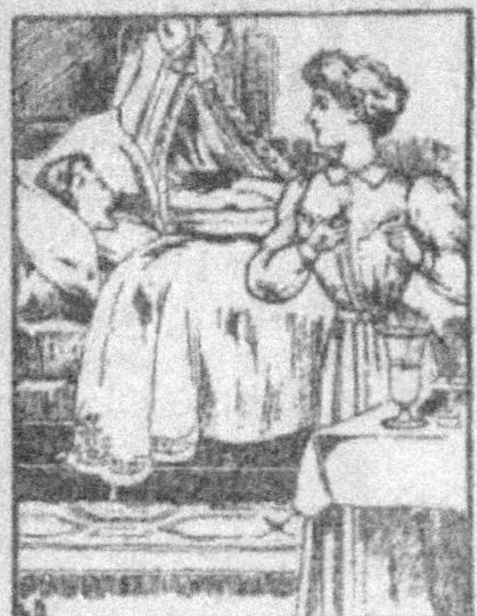

La supériorité de cet ouvrage sur ceux publiés dans le même but, c'est-à-dire pour livrer au public des soi-disants mémoires de corporations diverses, consiste dans la véracité des récits qui malgré leur invraisemblance reposent sur des faits vécus. Le lecteur suivra ce livre avec un intérêt toujours croissant, car ce n'est pas un roman qu'il aura devant les yeux, mais un journal sincère d'une sage-femme dont la clientèle riche l'a amenée à assister à des événements des plus sensationnels. Ce livre fera époque dans la librairie.

Un volume in-18 jésus. 3 fr. 50 franco.

JOLICLERC

CARESSEUSE

ROMAN PASSIONNEL ILLUSTRÉ

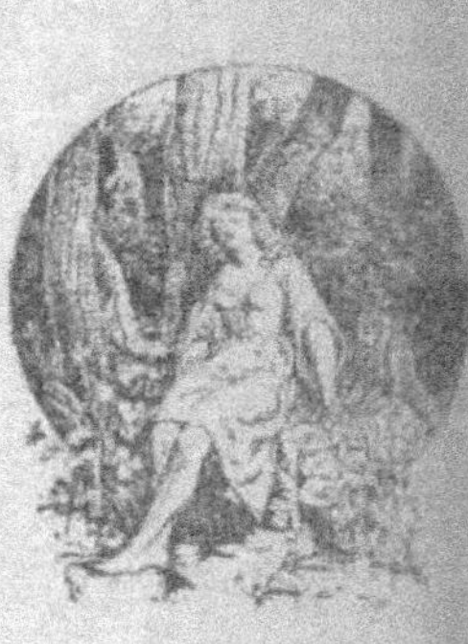

Roman suggestif s'il en est, et des plus palpitants. Les scènes en sont vives et variées et même osées.

Un volume illustré 3 fr. 50 franco.

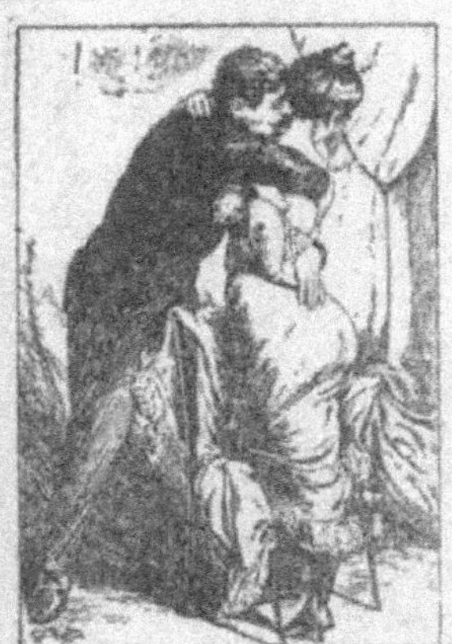

L. DE LARMANDIE

Sanglante Passion

ROMAN PASSIONNEL ILLUSTRÉ

C'est un roman vécu quoique incroyable.

Amour, haine, cupidité, passion, érotisme, bonté et grandeur d'âme, tous ces sentiments s'y heurtent.

C'est une histoire effrayante et pourtant vraie.

Un vol. illustré 3 fr. 50 franco.

OFFENSTADT, Éditeur, 39, rue de Trévise, PARIS, IXe

L'AMOUR SECRET

Par le Docteur JAF

EXTRAIT DE LA TABLE DES MATIÈRES

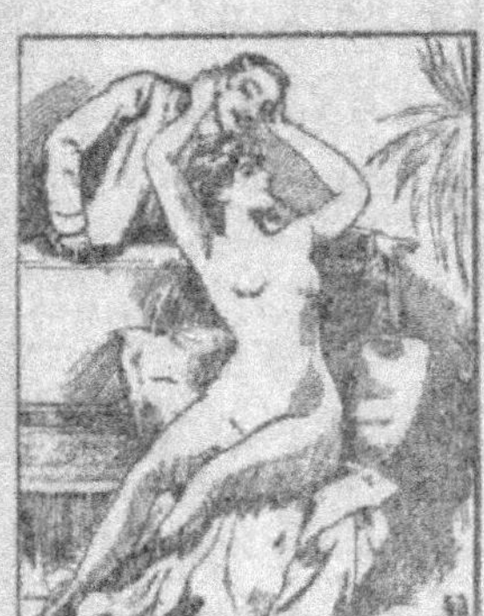

L'amour au début de l'humanité. L'amour bestial. L'amour chez les Égyptiens. L'amour orgiaque. L'amour grec. Les Césars et l'amour lubrique. L'amour au moyen âge. L'amour vrai d'Héloïse et Abélard. L'appétit sexuel. Le lit conjugal. La première approche. L'adultère. Catéchisme de l'amour. Sensibilité de la femme. La passion et le désir. *L'amour secret et expérimental*. Curiosités les plus diverses. L'épouse incomprise et relevée par l'amour, etc. Séduction, pudeur, volupté. Attitude d'un jeune mari. Vanité stupide. Conjuration de la démoralisation. *L'amour et la procréation*. La fécondité déterminable. L'art de flatter les passions de la femme, la vanité, l'imagination, la jalousie du passé. *Conseils dans le mariage*. Les baisers, les étreintes, etc. *L'amour secret à Rome*. L'art d'aimer. Conseils aux femmes. **Secrets pour se faire aimer.** *L'amour secret Indou.* Les divers genres d'embrassements. *Littérature amoureuse et voluptueuse*, etc.

Un volume in-18 jésus : *4 francs* franco.

MALADIES DES FEMMES

Traité complet par le Dr CAUFEYNON

Orné de planches

TABLE DES MATIÈRES

ANATOMIE DES ORGANES GÉNITAUX DE LA FEMME.
MALADIES DES ORGANES GÉNITAUX EXTERNES.
MALADIES DES ORGANES GÉNITAUX URINAIRES. — NÉVROSE VAGINALE.
TUMEURS VAGINALES. — MALADIES DE L'UTÉRUS. — MALADIES DU COL.
RENVERSEMENTS DE L'UTÉRUS.
INFLAMMATION PHLEGMONEUSE UTÉRINE. — TUMEURS UTÉRINES.
MALADIES DES OVAIRES. — OPÉRATION DES OVAIRES. — NÉVROSE DES OVAIRES.
MALADIES DES TROMPES. — TROUBLES DE LA MENSTRUATION.
MALADIES DIVERSES.

Prix : **4 francs** franco.

Librairie OFFENSTADT, 39, rue de Trévise, PARIS.

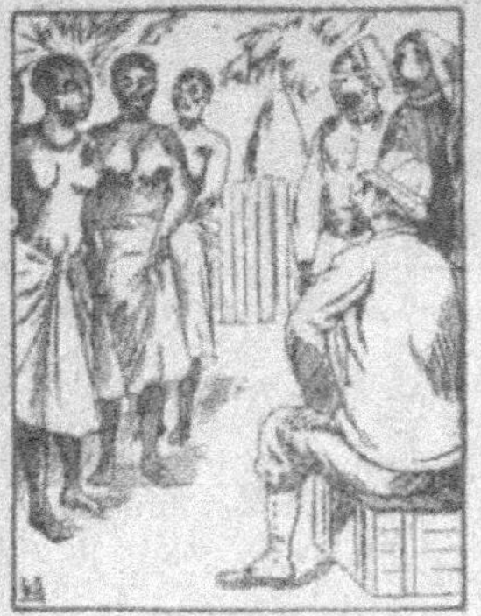

HENRI NIELLÉ

MON ROMAN AU NIGER

Roman passionnel d'aventures vécues

ILLUSTRÉ PAR LA PHOTOGRAPHIE D'APRÈS NATURE

Henri Niellé nous transporte en plein continent noir. Il s'est proprosé, avec un succès que ratifieront tous les amateurs de récits de voyages, de peindre l'état d'âme d'un blanc perdu au milieu des déserts du centre africain, de faire connaître l'hystérie qui étreint l'explorateur aux heures chaudes de la journée, sous ce ciel de feu.

Henri Niellé n'est pas seulement un homme d'action, dans son *Roman au Niger*, il décrit aussi ce besoin de tendresse infinie qui venait amollir son cœur dans l'immense mystère.

Prix : 3 fr. 50 franco.

LUCIEN VICTOR-MEUNIER

LES RATÉS

ROMAN PASSIONNEL

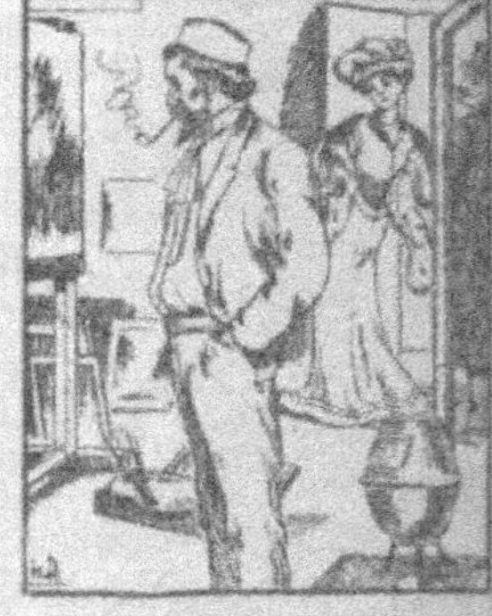

C'est un des livres les plus intéressants de la littérature moderne.

Scènes de la vie de Bohème si l'on veut, mais avec une variante plus contemporaine.

On rit et l'on pleure ; c'est un livre qu'il faut avoir lu.

Un fort volume 3 fr. 50 franco.

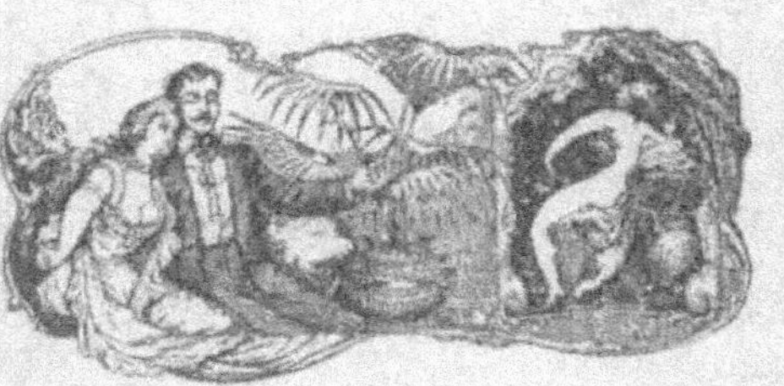

Frédéric de FRANCE

Mademoiselle de Saix

ou la Méprise amoureuse

ROMAN

Envoi franco contre 3,50

Librairie OFFENSTADT, 39, rue de Trévise.

L'AVORTEMENT

par le Docteur LAFEUILLE

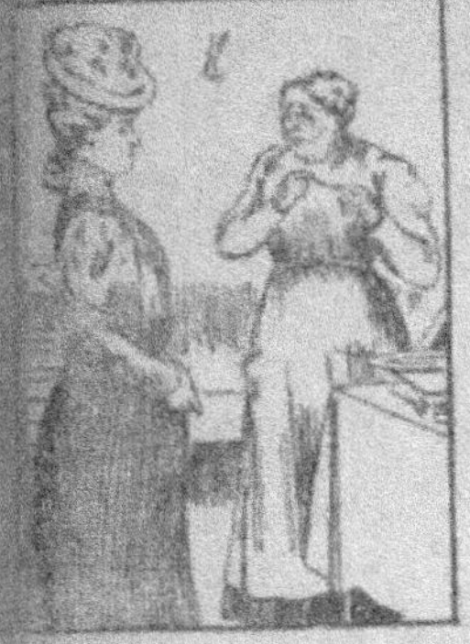

TABLE DES MATIÈRES

Prix : 4 francs franco.

OFFENSTADT, Éditeur, 39, rue de Trévise, PARIS, IX⁰

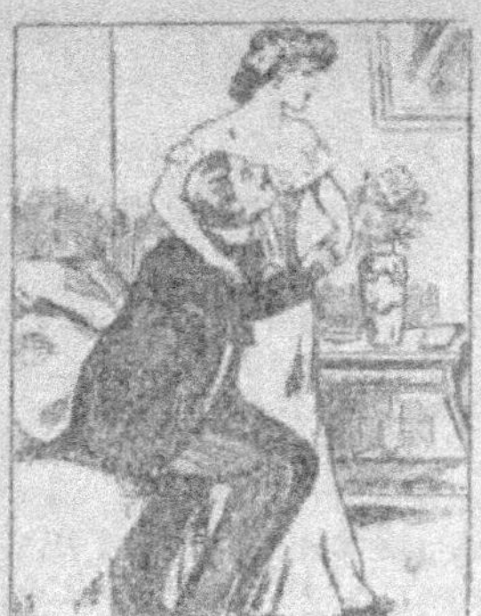

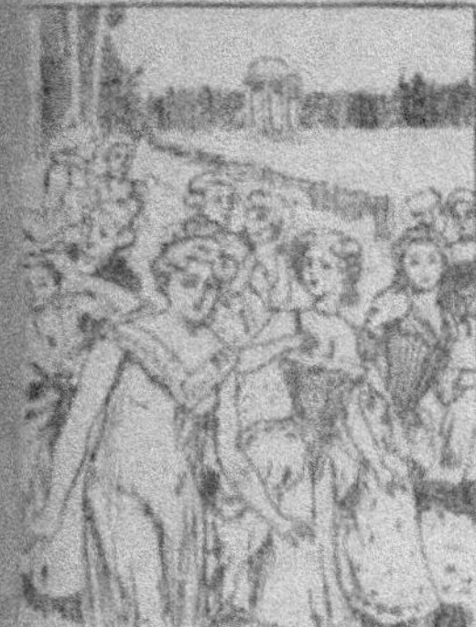

JEAN DE LA HIRE

LE TOMBEAU DES VIERGES

Roman passionnel historique
Illustré par la photographie d'après nature.

Jean de la Hire nous transporte à l'époque la plus perverse de notre histoire, nous avons désigné le règne de Louis XV.

L'auteur nous peint le temps où il y eut un concours de beauté dans la chambre secrète de la marquise de Pompadour ; le temps où les demoiselles d'honneur n'avaient qu'une ambition, celle de faire, en se prostituant, la fortune de leur famille ; le temps où ladite Pompadour, ayant perdu sa chemise, la retrouva sur le dos de l'abbé d'Aigre, le digne ecclésiastique qui, sur un plat d'argent, offrit à Louis XV la vertu d'une certaine Mlle Marie, vertu ardemment convoitée.

Prix franco : 3 fr. 50.

JEAN DE LA HIRE

INCESTUEUSE

Roman passionnel
Illustré par la photographie d'après nature.

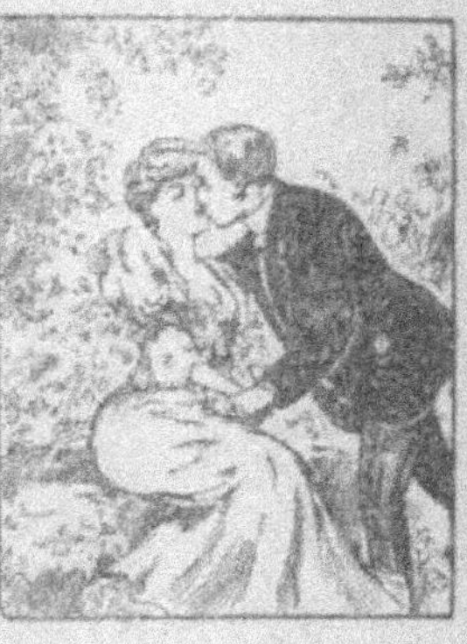

Dans un château situé au pied des Pyrénées, un vieux philosophe vit avec sa petite fille, Blanche, et un jeune homme qu'il a recueilli tout enfant, Jacques.

Blanche et Jacques ont grandi ensemble, et les voilà en pleine puberté. Un jour, les deux jeunes gens causent de choses et autres. Tout à coup, Blanche se lève et, affolée, va s'enfermer dans son boudoir, se demandant anxieusement qu'elle force inconnue l'agitait. C'était l'amour, et peut-être le seul désir de la chair. La frayeur passe mais le sentiment secret reste. Ce qui doit arriver arrive comme dit Hamlet.

Prix franco : 3 fr. 50.

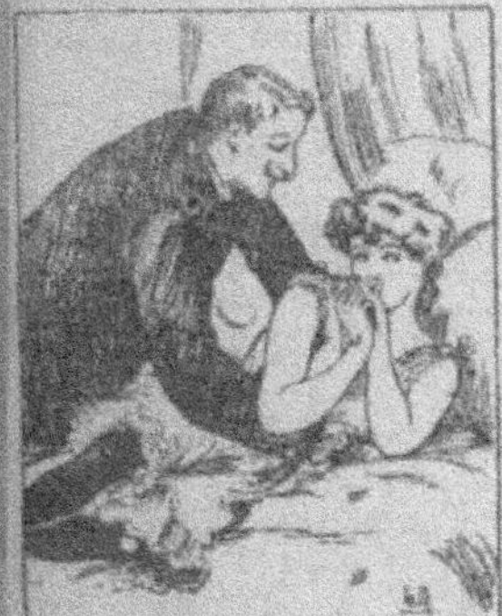

FRANCIS LEPAGE

Les Fausses Vierges

Roman passionnel
Illustré par la photographie d'après nature.

Roman de sentiments étranges, d'une passion coupable.

Deux jeunes filles élevées au même couvent, sont prises l'une pour l'autre d'une tendresse antinaturelle. C'est un drame émouvant qui se termine après le mariage d'une façon inattendue.

Prix franco : 3 fr. 50.

Librairie OFFENSTADT, 39, rue de Trévise, PARIS-IX

16

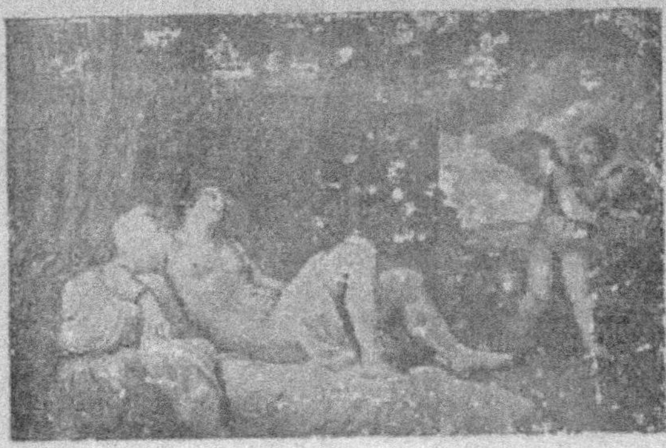

LE NU

A travers les Siècles

Depuis l'origine de la Gravure

Album d'images, accompagné de notes,

par JOHN GRAND-CARTERET

Sous couverture, format 25 × 37. Plus de 350 sujets d'après les chefs-d'œuvre de la peinture, de la gravure, de la statuaire, de la lithographie. L'on aura ainsi toute la gamme du Nu, la perception particulière à tels ou tels artistes, la sensation propre à chaque époque, depuis Albert Dürer jusqu'à Chaplin, en passant par Watteau et Fragonard. Le Nu correctement chaste, le Nu de la Nature sans artifices, le Nu voluptueux ; tous les Nus défileront sous les yeux du public.

A peine est-il besoin de dire que ce nouvel ouvrage de M. Grand-Carteret, l'érudit si profondément amoureux de l'image pittoresque, l'homme qui restera, suivant le mot d'un académicien, *le plus grand remueur d'estampes et de documents du siècle*, n'a aucun rapport avec les multiples publications, soi-disant artistiques, qui ont été éditées à ce jour, sur des sujets identiques. Ce sera, en quelque sorte, le recueil classique que tous voudront feuilleter et conserver dans leur bibliothèque, qui intéressera tout le monde, sans froisser personne, puisque, alors même que voluptueux, le Nu, œuvre de la Nature, est toujours chaste, toujours idéal !

Envoi franco contre 2 fr. 50

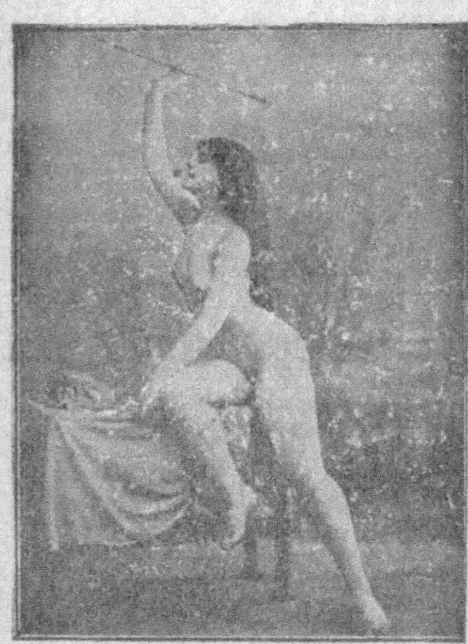

Le Musée du Nu

Un beau volume-in-8°

CONTENANT PLUS DE

250 reproductions photographiques

Hommes, Femmes et Enfants

Prix : 3,50 franco

OFFENSTADT, Editeur, 39, rue de Trévise, PARIS, IX

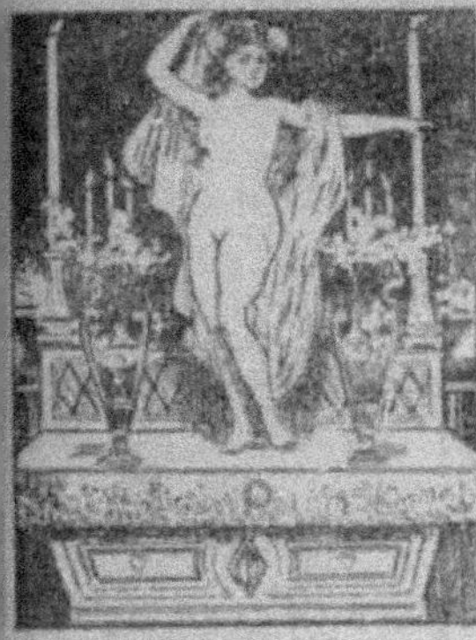

l'ovule, congestion des
tions, l'âge critique, son
ladies, influence de l'âge

stérilité.

faut de désirs, par dé-
par défaut de conforma-
par absence de sperma-
par vaginisme, par vice de
et momentanée, absences

disme.

Les neuf sortes d'herma-
et féminine. Exemples.
hermaphodites devant la
tat-civil des hermaphrodi-
élèbres. L'appétit sexuel
me Arrêt de développe-
e. La femme-homme. Les
le avec sécrétion lactée.
veloppement des testicules.

sexuelle.

riétés. Le fétichisme. Les
ion du mouchoir, des bot-
féminins, des bonnets de
traps, etc. Le masochisme.
féminines. Les passionnés
des mucosités nasales.
Les lécheurs de pieds.
tortionnaires. Les éven-
Les nécrophiles et les
le viol des mortes. Bestia-

ité.

alies : signes de la virginité.
men élastique, sa persis-
ement la défloration chez
la défloration criminelle.
dans le somnambulisme, le
coups montés, médecine
effets contraires produits
chasteté ; le célibat, m-
son immoralité, sa contra-

ie.

hos, caractère de l'hystérie,
res, ses débuts et durée.
ilution et caractere ; la

sme.

somnambulisme, les hysté-
tisables, procédés employés
alepsie et la contracture,
s, la suggestion, l'hypnotisé

assassin, son réveil, oubli complet de l'acte, obéissance passive, l'hallucination, curieuses observations.

N° 15 — La folie érotique.

L'érotomanie, définition, fièvre érotique, manie, extase amou-reuse et ravissement, l'érotomanie chez les anciens, ses causes, le satyriasis, excitations morbides, effets de cantharides, la nymphomanie, causes, ses degrés, manie furieuse, insensibilité, scènes obscènes, amour charnel d'une mère pour son fils, manie mystique, exemples remarquables, priapisme, érections incoer-cibles, causes et effets, folie érotique périodique, exemple d'exaltation sexuelle, démence sénile, excès vénériens, chroni-cité des maladies nées des abus, pertes séminales, troubles singuliers à la suite du coït, ivresses érotiques, influence sur les sentiments.

N° 16 — La prostitution.

Précis historique, les 22 classes des courtisanes de la Grèce, la débauche romaine, la prostitution au moyen âge, les maque-relles, les filles au Châtelet, exactions de la police, la prostitu-tion moderne, les instructions de la police, cartes des filles, leurs obligations et leurs défenses, la prostitution clandestine, types et procédés de ces filles, la retape, les maisons de passe et de rendez-vous, le rôle de l'homme, le recrutement des filles de joie, le proxénétisme, courtage, les causes de prostitution, caractère des filles de joie, obstacles à leur libération, sentiments religieux et de charité, la maternité, étrange pudeur, les souffrances.

N° 17 — Hygiène et régénération.

Les forces sexuelles de l'homme, leur conservation par l'hy-giène de la femme amoureuse, beauté du corps, conservation des seins, leur blancheur et leur fermeté, tonicité des organes génitaux, recettes et procédés.

N° 18 — L'avortement.

Avortement naturel spontané, les causes acquises ou hérédi-taires, avortement accidentel, causes, émotions morales, mala-dies, ébranlements physiques, avortement provoqué, médecine légale, fait matériel, intention, conséquences, preuves, le pro-duit de la conception, simulation, manœuvres abortives, coups chutes, tamponnements, drogues.

N° 19 — Les morphinomanes.

Les Fumeurs d'opium.

La morphine. Ses effets. Causes de la morphinomanie. Habi-tude acquise. Souffrances. Délices et voluptés. Exaltation et dépression vitale. Désordres intellectuels. L'appareil sexuel. L'opium en Orient. Mangeurs et fumeurs d'opium. Mangeurs d'opium en France. L'opium des fumeurs. Sa préparation. La pipe et la manière de s'en servir. Effets de l'opium sur l'homme et les animaux. Sommeil. Rêves. Ravages de l'opium.

N° 20 — Le mariage et son hygiène.

Du mariage au point de vue sexuel. Puberté et nubilité. Danger de la précocité. L'âge de la fécondité. Mariages consan-guins et le résultat de la conception. L'amour physique dans le mariage. Première nuit de noces. Le vaginisme. Les fins du mariage. Les fraudes conjugales. Variétés. Leurs dangers. Exemples. L'hygiène des sexes. Le coït dans la grossesse. Pos-sibilité d'avortement. Le coït dans l'âge critique. Hygiène de l'âge critique.

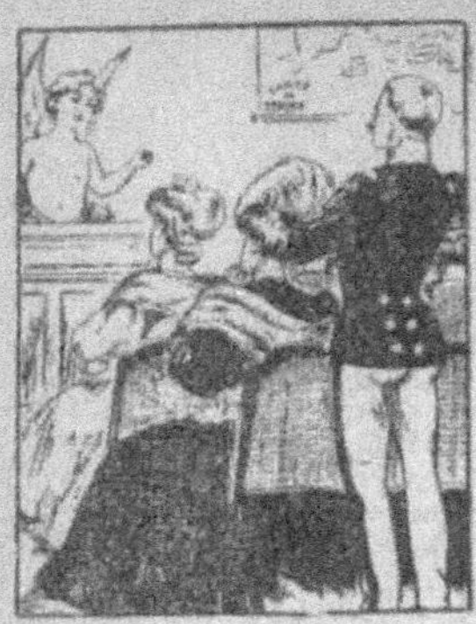

L'Education des Sexes

par le Dʳ MAYOUX

Maire-Adjoint du XVIIIᵉ arrond. de Paris

PRÉFACE du Docteur CHARRIN

Professeur au Collège de France
Médecin des hôpitaux de Paris

EXTRAIT DE LA TABLE DES MATIÈRES

I. Beauté et dignité du corps humain. — La palme de la beauté. Santé beauté. La beauté dans la mort. La beauté et l'hygiène. Le nu et le vêtemen La grâce.

II. Généralités sur la question sexuelle. — La doctrine du péché. La m rale courante. La sexualité chez l'animal. La sexualité dans l'espèce humain

III. Quelques notions sur la biologie et l'hérédité. — Spermatozoïdes ovules. Ovipares et vivipares. Parthénogenèse et génération alternante. La féco dation et ses conséquences. Expériences de Charrin et Gley.

IV. L'éducation sexuelle. — Quelques caractères particuliers de la foncti sexuelle. Curiosité de l'enfant. Vices de l'éducation en famille. Dangers de l gnorance. La fausse pudeur. L'éducation sociale des filles d'après Mme Schmi Jager. La coéducation des sexes. Les galanteries de la rue. L'amitié et l'amou

V. Notions d'anatomie et de physiologie. — Appareil reproducteur de l'hom me. Appareil reproducteur de la femme. Indifférence sexuelle de l'enfan Puberté, menstruation et ovulation. Caractères sexuels secondaires.

VI. L'union sexuelle et ses conséquences. Mécanisme de l'union sexuell L'attrait sexuel. Les sensations génitales chez l'homme. Les sensations génital chez la femme. La rencontre de l'ovule et du spermatozoïde. Conditions de fécondation. Conditions normales de l'union sexuelle : l'âge, l'heure, la sant Dangers de l'ivresse alcoolique. La grossesse, l'accouchement et l'allaitement.

VII. L'appétit sexuel. — L'amour chez les infusoires. L'amour chez l'abeil et les papillons. Les affinités électives. La mémoire sexuelle des eunuques. Con ditions de l'attrait sexuel. Variations de l'appétit sexuel. Polygamie masculin Mentalité sexuelle de la jeune fille. L'appétit sexuel chez la femme.

VIII. Rapports de la sexualité avec l'ordre social et la religion. — L droit du plus fort. L'ascétisme. La continence. La pudeur. La pruderie. L'hyp crisie sexuelle. Sainteté et indissolubilité du mariage.

IX. Rapports de la sexualité avec l'ordre social et la propriété. — L lutte pour l'existence. La femme dans les sociétés primitives. Le mariage par vol. La fille pauvre. L'éducation de la vierge. La prostitution. La pornographi

X. Le psychisme amoureux. — Les passionnettes. L'amour platonique. L' gression masculine. La jalousie. Le coup de foudre.

XI. Les causes de dégénérescence. La consanguinité. La blennorrhagie. L chancre mou. La syphilis. L'inversion sexuelle.

XII. La recherche du bonheur. — L'égalité des sexes. Injustice de la poly gamie. Injustice de la prostitution. Les moyens anticonceptionnels. L'enfant.

Prix : 4 francs franco.

Librairie OFFENSTADT, 39, rue de Trévise, PARIS-IXᵉ